AF404190

DIAGNOSTIC DIFFÉRENTIEL

DES TUMEURS

DE LA GLANDE TESTICULAIRE,

Par TH. BOTTARO,

Docteur en Médecine de la Faculté de Montpellier
et Docteur en Chirurgie de la Faculté de Paris,
ancien Membre titulaire de la Société médicale d'Émulation de Montpellier,
Membre correspondant de celle de Toulouse, etc.

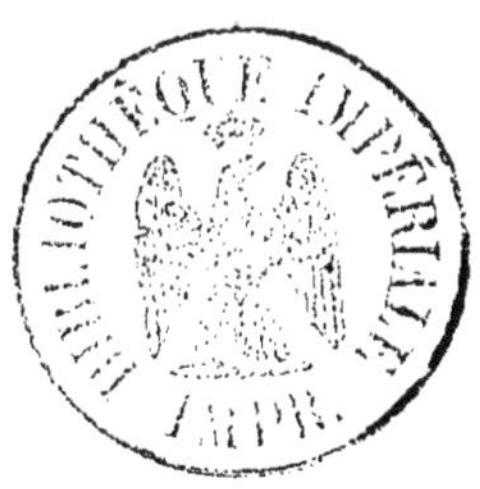

> Jamais le désir d'opérer ne nous a
> paru plus prononcé que quand il s'agis-
> sait d'engorgement des testicules. Que
> d'organes enlevés qui auraient pu être
> conservés !
>
> (Dupuytren, *Cliniq. chir.*, t. IV.)

PARIS.

RIGNOUX, IMPRIMEUR DE LA FACULTÉ DE MÉDECINE,
rue Monsieur-le-Prince, 31.

—

1857

A MON CHER FRÈRE,

NICOLAS BOTTARO,

Étudiant en Médecine.

DIAGNOSTIC DIFFÉRENTIEL

DES TUMEURS

DE LA GLANDE TESTICULAIRE.

De toutes les maladies des organes génitaux de l'homme, les plus communes, les plus importantes, et qui modifient le plus vivement le moral des malades, sont sans contredit celles des testicules. Et en effet, qui est-ce qui n'a pas observé ces hommes mornes et abattus, tristes et même hypochondriaques, dont le moral profondément modifié, ébranlé, quelquefois même perverti, ne s'est rétabli après une guérison plus ou moins prompte ou radicale d'une affection des testicules?

Rien d'aussi facile à comprendre que la liaison qui existe entre cette modification profonde du moral et la souffrance physique de l'organe qui préside à la grande fonction de la génération chez l'homme; aussi rien de plus important pour un chirurgien que la connaissance parfaite des maladies de ces glandes.

Dans l'étude que nous allons entreprendre, nous commencerons par résumer et exposer sommairement les connaissances anatomiques que la science possède sur les testicules, mettant à profit les nombreux et beaux travaux des anatomistes français et étrangers ; ensuite nous aborderons l'étude pathologique de cette glande ; nous étudierons successivement les diverses tumeurs, en essayant de faire saillir principalement les différences qui ressortiront de notre étude et qui pourront les faire reconnaître au milieu de leurs analogues, dont il est très-difficile de les distinguer, vu la foule d'obscurités qui les entourent.

ANATOMIE ET PHYSIOLOGIE.

Les testicules sont deux organes glandulaires situés au devant du périnée, au-dessous de l'urèthre, contenus dans une enveloppe commune, où ils sont suspendus chacun dans une poche particulière, au moyen d'un cordon qui renferme leur canal excréteur. Il y a trois parties bien distinctes entre elles à considérer : 1° les glandes testiculaires, formées par le testicule et l'épididyme d'un côté, et la tunique albuginée de l'autre ; 2° les bourses, composées du scrotum, du dartos, sorte de tissu contractile dermique, de la tunique érythroïde ou musculeuse, de la tunique fibreuse et de la vaginale, séreuse ou péritonéale ; 3° les cordons spermatiques, formés par le canal déférent, les artères spermatiques, déférente et crémastérique, la veine spermatique, les vaisseaux lymphatiques et le plexus spermatique. Je ne fais que mentionner tous ces éléments anatomiques, pour m'occuper exclusivement de la première partie, et ainsi ne pas m'éloigner du cadre que je me suis tracé.

Les testicules sont, ai-je dit, deux glandes tubu-
leuses destinées à sécréter le sperme (fluide fécon-
dant de l'homme), et ils ont à peu près la forme
d'un œuf aplati. Situés dans les bourses, l'un auprès
de l'autre (δίδυμοι), sur les parties latérales et au-
dessous de la verge, ils ont une grande mobilité
et sont à une distance plus ou moins éloignée des
anneaux, suivant que le dartos et le crémaster se
trouvent à l'état de relâchement ou de contraction
(Cruveilhier). Leur situation oblique, tant absolue
que relative, peut varier ; celui du côté gauche descend ordinairement un peu plus bas que celui du
côté droit et il est un peu plus volumineux. Du reste,
leur volume diffère suivant les individus, les âges,
les pays, etc. Voici les dimensions du testicule, résul-
tant d'une moyenne prise entre les plus volumineux et les plus petits (Cruveilhier, *Anat. descript.*,
t. III, p. 598) :

Largeur.....	54 millimètres		(2 pouces).
Hauteur.....	27	*id.*	(1 pouce).
Épaisseur....	16	*id.*	(8 lignes).

Le poids absolu du testicule flotte entre 12 à 20
grammes (de 4 à 6 gros et demi), celui de l'épididyme entre 1 à 3 grammes et demi (de 20 à 70
grains) (Huschke). On y distingue : 1° Deux faces :
l'interne ou antérieure, convexe, qui regarde en
dedans, devant et en haut ; l'externe ou postérieure,
également convexe, qui regarde en arrière, en dehors et en bas. 2° Deux bords : l'un antérieur, libre,
est convexe et regarde en dedans, en bas et en

avant ; l'autre, postérieur, fixe, est droit et regarde en dehors, en haut et en arrière ; il supporte l'épididyme et constitue le hile de la glande. 3° Deux extrémités arrondies, dont l'une, antérieure, regarde en haut, en avant et en dehors, et porte la tête de l'épididyme, ainsi que l'appendice testiculaire, sorte de tubercule granuleux (Gosselin) ; l'autre, postérieure, regarde en bas, en arrière et en dedans, et porte la queue du même épididyme ; sa surface est entièrement lisse et mobile (par la tunique vaginale), excepté son bord droit et l'endroit par où pénètrent les vaisseaux et les nerfs.

L'épididyme (*glandula supergeminalis*), appendice semi-lunaire, étroit et aplati, contourne le bord droit du testicule ; assez peu fixé dans le milieu, il est intimement uni aux deux extrémités. Il a deux faces : l'une, fortement convexe du côté de l'extrémité supérieure, est tournée en haut, en avant et en dehors ; l'autre au contraire regarde en bas, en arrière et en dedans, est concave et lisse, et repose sur le testicule. Des deux bords, le postérieur est adhérent et sans revêtement séreux, l'antérieur est libre et externe. L'extrémité supérieure ou grosse extrémité, *tête* (*globus major*), est renflée, arrondie, et s'applique, libre en partie, sur l'extrémité supérieure du testicule, pour s'unir avec les cônes vasculaires de cet organe ; de là la partie moyenne, appelée *corps*, descend en se rétrécissant et en se recourbant, et forme un renflement allongé, appelé petite extrémité ou *queue* de l'épididyme (*globus minor*), qui se relève en se réfléchissant sur elle-même pour former le commencement du canal déférent. Il n'y a qu'une partie de l'épididyme pourvue d'une surface lisse et séreuse, c'est principalement au niveau de son *corps* et un peu au niveau de la tête et de la queue.

Structure et consistance. Le testicule est constitué par une membrane fibreuse, un tissu propre, des vaisseaux et des nerfs. La membrane fibreuse, tunique albuginée, blanche et nacrée, épaisse et résistante, forme la coque du testicule. Sa face externe adhère intimement, excepté là où elle est en rapport avec l'épididyme et avec le feuillet séreux de la tunique vaginale; sa face interne est en rapport immédiat avec le tissu propre du testicule, auquel elle est unie par des prolongements vasculaires qui traversent la glande et la séparent en autant de lobules. Au niveau du bord supérieur du testicule, la membrane albuginée présente un épaississement, un noyau triangulaire, connu sous le nom de *corps d'Highmore,* où aboutissent tous les vaisseaux sanguins testiculaires qui le traversent. Le tissu propre du testicule ou son parenchyme se compose de lobules très-nombreux, entre lesquels sont placées des couches minces de tissu cellulaire, qui constituent les cloisons, et où se répandent les vaisseaux et les nerfs; le squelette des lobules est formé par des canalicules (tubes séminifères) cylindriques, repliés sur eux-mêmes, et dont un certain nombre, qui n'est pas déterminé d'une manière exacte, selon le professeur Cruveilhier, forme un lobule qui s'anastomose avec le conduit du lobule voisin. Tous ces lobules rayonnent vers le dos du testicule, et n'ont pas les mêmes dimensions. Séparés des cloisons, ils partent de la face interne de l'albuginée pour venir, en rayonnant, s'unir au corps d'Highmore, et constituer le réseau vasculaire de Haller ; mais, à 2 lignes de distance de ce corps, ils cessent d'être flexueux ; plusieurs s'unissent et forment les canalicules séminifères droits. Les artères du testicule sont fournies par la testiculaire ; celle-ci se divise, avant de pénétrer dans le testicule, en plusieurs rameaux, qui s'introduisent dans la tunique albuginée, et s'anastomose avec l'artère déférentielle, qui renvoie aussi quelques ramuscules dans les testicules. Les veines, très-multiples, forment le plexus pampiniforme. Les vaisseaux lymphatiques, extrêmement nombreux, sont divisés en superficiels et profonds. Les nerfs sont fournis par les plexus spermatiques. — Jusqu'à la tête de l'épididyme, l'appareil sécrétoire, que nous venons de décrire rapidement, montre deux tendances, l'une à opérer un mélange intime du sperme et l'autre à offrir une large voie à ce liquide par les canalicules séminifères. Maintenant, dans l'épididyme, les cônes vasculaires aboutissent à un seul canal, *canal de l'épididyme,* qui commence à la tête de l'organe par la réunion avec les cônes vasculaires qui s'y ouvrent, et qui se présente sous l'aspect d'un cordon canaliculé, qui semble entortillé, mais décrit des flexuosités courtes et rapprochées, distribuées en compartiments que séparent des cloisons minces de tissu cellulaire, nommées lobes de l'épididyme. Ce canal, déployé, est quarante fois plus long que l'épididyme (Heurmann), 30 pieds (Monro), et de 19 à 30 pieds (Lauth et Krause), de sorte que le sperme est obligé de parcourir de 21 à 31 pieds depuis le réseau des canalicules jusqu'au canal déférent, particularité qu'on ne rencontre dans aucune autre glande et qui a fort probablement pour but l'élaboration et le perfectionnement progressif du sperme. Le canal de l'épididyme acquiert peu à peu plus d'ampleur vers la queue ; ses tours deviennent plus lâches et plus grands ; enfin il se réfléchit sur lui-même et commence à monter : c'est là le commencement du canal déférent et la fin de celui de l'épididyme. De la queue de l'épididyme, part assez souvent une longue branche jaunâtre, qui s'élève et s'élargit jusqu'à son extrémité en cul-de-sac ; c'est le *vasculum aberrans* d'Haller, étudié dernièrement avec soin par MM. Gosselin et Follin. La tunique vaginale lui donne son aspect lisse. Les artères qui pénètrent l'épididyme sont la branche épididymaire de la spermatique et l'artère déférentielle de A. Cooper. Des veines et des vaisseaux lymphatiques en émanent. Les nerfs qui s'y distribuent proviennent des testiculaires. Le degré de la consistance normale du testicule est déterminé moins par la substance propre du testicule que par la tension de son enveloppe. Chez les vieillards, les conduits séminifères étant vides, le testicule devient mollasse et comme atrophié (Cruveilhier, *Anat. descript.*, t. III, p. 598).

Voici comment la tunique vaginale se comporte à l'égard du testicule et de l'épididyme : elle offre deux feuillets, l'un réfléchi ou testiculaire, tunique vaginale propre, d'après Huschke et quelques auteurs, qui revêt le testicule sans le contenir ; car la réflexion se fait non sur l'organe, mais sur le cordon, à une hauteur variable (Cruveilhier); l'autre pariétal, qui tapisse la tunique fibreuse commune, et qui s'unit entièrement avec elle. Quant à l'épididyme, au niveau de cet organe elle recouvre en dehors entièrement l'épididyme, se réfléchit au-dessus de lui, et forme un cul-de-sac qui isole son *corps* du bord supérieur du testicule. En dedans, la tunique vaginale, qui s'élève plus haut, est séparée de l'épididyme par le canal déférent et les vaisseaux testiculaires.

Migration des testicules, anomalies, inversion, etc. Entre le cinquième et le sixième mois de la vie intra-utérine, et quelquefois plus tard, le testicule se porte vers l'anneau inguinal ; ordinairement il atteint ce dernier vers le septième mois, traverse ce canal vers le huitième, et arrive, vers la fin du neuvième, au fond du scrotum (par le *gubernaculum testis* de J. Hunter), où on le trouve habituellement à la naissance du sujet, et rarement quelques jours après.

Quelquefois pourtant, soit par défaut de développement du crémaster, soit par une maladie inflammatoire du fœtus (Curling), il peut arriver une rétention de l'un des testicules, et plus rarement des deux, dans la fosse iliaque (Jobert de Lamballe, Broca, etc.), ou bien des adhérences peuvent naître et retenir le testicule près de l'anneau inguinal (professeur Cloquet) ; ses rapports, ainsi changés, peuvent constituer des anomalies qui persistent pendant la vie, et de nature à donner lieu à des erreurs graves, si le chirurgien n'était pas prévenu ; aussi devra-t-il examiner attentivement l'aine, les bourses, les parties supérieures des cuisses et même le périnée, afin de s'assurer s'il n'existe pas quelque anomalie ou migration imparfaite, et bien observer l'organe lui-même, pour éviter les méprises que produit quelquefois l'inversion des testicules (Ricord).

DIVISIONS.

Les divisions des tumeurs en réductibles et irréductibles (Vidal de Cassis), de bonne ou de mauvaise nature, bénignes et malignes, me paraissent défectueuses pour me guider et faciliter mon étude ; aussi je donne la préférence à celle qui va suivre, parce qu'elle a rendu mon étude plus facile, et parce qu'elle me paraît aussi simple, aussi méthodique et peut-être aussi pratique que les autres. Je diviserai les tumeurs de la glande testiculaire 1° en idiopathiques , 2° en symptomatiques ; ces deux grandes classes seront à leur tour subdivisées 1° en aiguës et 2° en chroniques. On pourrait, à la rigueur, ajouter une troisième classe pour les tumeurs spécifiques, le testicule vénérien, etc., que j'ai étudiés parmi les engorgements symptomatiques chroniques. Voici l'ordre dans lequel je m'occuperai de ces tumeurs :

1° Tumeurs idiopathiques.

1° *Aiguës.* Orchites fluxionnaires. inflammatoires par cause directe (sonde, etc.). par cause indirecte (efforts). Spermatocèle.

2° *Chroniques.* Orchite chronique. Hypertrophie testiculaire. Tumeurs fibreuses. *id.* cartilagineuses. *id.* osseuses et lithiques. *id.* fœtales. *id.* enkystées. Hydatides.

2° Tumeurs symptomatiques.

1° *Aiguës....* Orchite blennorrhagique. Épididymite Vaginalite. Parenchymateuse. *id.* rhumatismale.

2° *Chroniques.* Orchite syphilitique. Testicule cancéreux.... Squirrheux. Encéphaloïde. Mélanique. *id.* tuberculeux. Fongus.

TUMEURS MIXTES.

I. TUMEURS IDIOPATHIQUES.

1° Aiguës.

I. Tumeurs fluxionnaires. — Une vive excitation des organes sexuels de l'homme, non suivie de satisfaction, ainsi que la compression qui résulte du croisement des cuisses, peuvent produire quelquefois une orchite, mais le plus souvent ce sont des engorgements fluxionnaires, engorgements qui, dans le premier cas, disparaissent après la satisfaction vénérienne, c'est-à-dire après la déplétion des canaux séminifères, qui y appellent un mouvement fluxionnaire, une sorte d'hyperémie provisoire, qui disparaît après le coït, une pollution, etc. Dans le second cas, l'engorgement, qui peut être quelquefois très-douloureux et occasionner une orchite, disparaît le plus souvent après le changement de position, c'est-à-dire lorsque la compression cesse. Je rangerai aussi parmi ces tumeurs certaines orchites métastatiques qu'on observe après ou pendant l'inflammation de la glande parotide; car les engorgements testiculaires qui apparaissent avec les oreillons sont le plus généralement légers, et ne réclament qu'un traitement plutôt adoucissant qu'antiphlogistique. Je pourrais en dire autant de l'orchite varioleuse, étudiée au point de vue anatomo-pathologique par M. le professeur agrégé Gosselin, qui avoue « qu'elle ne donne lieu pendant la vie à aucun symptôme appréciable. » Indiquer toutes ces tumeurs, c'est les étudier suffisamment, car ces engorgements peuvent à la rigueur se passer de médecin.

II. Tumeurs inflammatoires. — L'inflammation primitive du testicule, c'est-à-dire l'orchite non blennorrhagique, étudiée parfaitement par M. le professeur Velpeau, peut se produire sous l'influence dé deux ordres de causes, les unes un peu plus directes que les autres. Parmi les premières, les principales sont l'introduction d'une sonde, une bougie, un cathéter, un instrument lithotriteur, etc., dans le canal de l'urèthre; sous l'influence de ces causes, il se forme une véritable orchite traumatique, qui acquiert rapidement son maximum d'intensité : la tumeur devient alors rarement aussi rouge et aussi douloureuse que dans l'orchite blennorrhagique, il y rarement aussi vaginalite ou accumulation de la sérosité dans la tunique vaginale; ce genre d'orchite se termine par résolution complète, dans l'espace de six à dix jours, par l'application de topiques émollients ou légèrement résolutifs. La marche du gonflement et des symptômes inflammatoires n'offre plus la même régularité ni la même uniformité que dans l'orchite blennorrhagique; la première présente presque autant de nuances qu'il y a dans l'urèthre ou la vessie de causes capables de la produire. Parmi les causes indirectes, les principales sont les suivantes : une marche forcée, la station verticale prolongée, l'action de porter ou de soulever un fardeau lourd; enfin tous les efforts qui peuvent retentir dans l'aine produisent quelquefois des orchites, d'ailleurs aussi bénignes que les précédentes. Voici comment M. le professeur Velpeau explique la formation de ces orchites.

«La disposition des muscles et des aponévroses de la région iliaque me paraît expliquer le fait sans difficulté. Si l'on suit avec soin les fibres du muscle droit de l'abdomen, on voit effectivement que quelques-unes d'entre elles se détachent inférieurement de son bord externe, en prenant le caractère fibreux, pour se diriger en dehors, passer en forme d'anse sous le canal déférent, et aller se terminer sur la lèvre interne de la crête iliaque. Ces fibres forment la moitié inférieure de l'ouverture abdominale du canal inguinal ; étant ainsi plus élevées par leurs extrémités que par leur milieu, le muscle droit ne peut pas se contracter sans que leur partie concave se relève en se redressant, réagisse par conséquent de bas en haut contre le canal déférent, les vaisseaux et tous les éléments constituants du cordon spermatique, qui se trouve par là comme pincé dans une espèce de boutonnière, toutes les fois que l'homme se livre à des efforts un peu violents. Je trouve donc tout naturel qu'un certain nombre d'orchites aiguës puissent être produites par de violentes actions musculaires. » (Dict. en 30 vol., nouv. éd., *Orchite.*)

Toutes ces orchites diffèrent donc de la blennorrhagique non-seulement par leurs causes, leur marche, leur durée, mais encore par leurs caractères anatomiques et par leurs suites surtout, qui sont presque constamment bénignes.

III. Spermatocèles. — J'entends par spermatocèle la tumeur produite par une accumulation du sperme dans les canaux séminifères, et qui peut simuler une orchite. Cette tumeur, assez rare du reste, peut être déterminée par suite de quelque obstruction des canaux séminifères, ou bien, ainsi que les minutieuses dissections de M. le Dr Gosselin l'ont établi, par une induration de la queue de l'épididyme, imperméable aux injections les plus fines; ces causes mécaniques, ainsi que les désirs ardents non satisfaits, les tumeurs développées dans la prostate, etc., peuvent amener un spermatocèle. Le sperme s'amasse alors dans quelques conduits séminifères du testicule, les dilate, et forme ainsi une tumeur analogue, jusqu'à un certain point, aux engorgements laiteux de la mamelle, qui surviennent quelquefois chez les femmes grosses ou accouchées (Velpeau). La tumeur spermatique est limitée à l'organe lui-même, qui se couvre de légères bosselures, de petites inégalités, et ressent une douleur sourde, et une chaleur âcre et sèche. Les tuniques des bourses conservent la souplesse et la couleur de l'état normal; on peut facilement constater que le testicule et l'épididyme sont les seules parties affectées. Ces signes, joints à une continence plus ou moins prolongée et à une durée de quatre à dix jours, peuvent faire distinguer cette tumeur, qui ressemble aux orchites, et qui quelquefois les produira, si elle n'est pas attaquée par un traitement approprié. Je trouve dans la thèse du Dr Morillon une observation de spermatocèle que je crois *type,* et que je reproduis textuellement.

OBSERVATION. — «M. X..., pendant plusieurs années, se livrait à la masturbation; plus tard sa profession l'a probablement fait renoncer à cette mauvaise habitude et l'a empêché de satisfaire de violents désirs; de là l'origine d'une spermatocèle qui durait cinq à six jours et disparaissait à la suite d'une pollution nocturne. M. X... était donc régulièrement atteint chaque année de 8 à 10 spermatocèles. Il se marie, la maladie ne récidive plus ; sa femme meurt, la spermatocèle apparaît de nouveau, mais à des intervalles plus éloignés, vu l'âge un peu avancé de la personne qui fait le sujet de cette observation. »

Voici une autre observation d'un cas de spermatocèle chronique, que je crois compliquée de quelque autre maladie, et que je trouve consignée dans l'ouvrage de M. Curling.

« Je dois à M. le Dr Crompton, de Birmingham, dit M. Curling, les détails du fait intéressant que voici. Un domestique vint se faire soigner par lui d'une affection qui semblait être une névralgie du testicule droit, et qu'on traitait sans succès comme telle depuis quelque temps. Souvent la douleur cessait entièrement. Cet homme, bien portant d'ailleurs, était incapable de cohabiter avec sa femme, en raison de la douleur excessive qu'il éprouvait avant et pendant l'acte vénérien ; douleur telle qu'il était couvert de sueur et près de se trouver mal. Le jour il remplissait ses fonctions de sommelier. En l'examinant, M. Crompton trouva, près du point où commence le canal déférent, une petite tumeur, indépendante des testicules, et qui était le siége de la douleur. Il put nettement constater, et cela à plusieurs reprises, que, pendant les accès, cette tumeur grossissait presque à vue d'œil, au point d'atteindre le volume d'une féverolle, et qu'en même temps la douleur allait toujours en augmentant. S'il examinait brusquement la partie, il ne découvrait aucun gonflement; mais, aussitôt qu'il avait touché le scrotum, la tumeur commençait à se montrer, et grossissait jusqu'à ce que la douleur devînt excessive. Quand il n'y avait pas de tumeur, le malade ne souffrait point. Il eut, à l'âge de 18 ans, une blennorrhagie et une orchite consécutive à droite, et l'on constata l'existence d'un noyau solide à la queue de l'épididyme. M. Crompton administra le bichlorure de mercure à l'intérieur et la belladone en topique; mais le malade n'en éprouva aucun soulagement, et sa femme prit le parti de s'enfuire avec un amant. » Ne s'agissait-il pas là de quelque spermatocèle compliquée de tumeur variqueuse du cordon?

En résumé, les tumeurs aiguës que nous venons d'étudier ont peu ou point de gravité, et leur diagnostic est généralement facile à établir.

2° Chroniques.

I. ORCHITE CHRONIQUE. — L'orchite chronique idiopathique, c'est-à-dire non syphilitique, est une affection très-rare, malgré l'assertion des auteurs anglais et de M. Curling, qui croit qu'elle arrive souvent spontanément. Dans un article additionnel à sa traduction française de l'ouvrage de M. Curling, M. Gosselin explique très-judicieusement la divergence des opinions entre les chirurgiens français et anglais, quant à la fréquence de l'orchite chronique ; et je crois, avec lui et M. le professeur Nélaton, que plusieurs tumeurs syphilitiques ou tuberculeuses ont été mises sur le compte de l'orchite chronique idiopathique par les chirurgiens anglais. L'orchite chronique existe pourtant, et j'en ai observé, il y a quelque temps, un exemple à l'hôpital des Cliniques. Voici l'observation exacte de la maladie et du malade, tirée des leçons orales de clinique externe du professeur Nélaton , et publiée dans les journaux de médecine.

Observation. —Au n° 27 de la salle des hommes, est couché un malade portant une affection ancienne du testicule. Cette affection, obscure dans ses manifestations morbides, présente d'assez grandes difficultés de diagnostic.

Le nommé C... (Charles), âgé de 26 ans, paraît très-robuste. Il exerce une profession qui exige beaucoup de force; il est bateleur ; son principal exercice consiste à manœuvrer une de ces grosses boules, pesant de 25 à 30 livres, et qu'il fait monter avec les pieds sur un plan incliné.

Il y a environ quatre ans, il contracta une chaudepisse. Cette circonstance est bonne à relater, car elle n'est probablement pas tout à fait étrangère à la maladie qu'il porte aujourd'hui. Cette chaudepisse dura quatre semaines à peu près , et fut suivie d'une épididymite. Depuis cette époque, le testicule est resté gros, et le malade, quoiqu'il n'ait pas eu de nouvelles blennorrhagies, a constamment éprouvé un peu de douleur en urinant ; puis cette douleur est devenue plus vive ; enfin il lui est arrivé quatre ou cinq fois depuis de rendre quelques gouttes de sang à la fin de la miction.

Il y a un mois environ, une violence extérieure est venue s'ajouter à son mal. Dans l'établissement où il est, on montre des animaux. Il était occupé à soigner une autruche, lorsque tout à coup celle-ci lui lance un coup de pied dans la région hypogastrique. Un coup de pied d'un pareil animal peut certainement produire des accidents graves : aussi notre malade n'hésite-t-il pas d'attribuer à ce coup la recrudescence de son mal. Il ajoute qu'il y a un an, il a fait une chute où les bourses ont été atteintes. Tout cela doit être pris en considération, quand il s'agit d'une affection testiculaire obscure comme celle-ci. Je dis obscure, et il sera aisé de s'en convaincre par l'examen des parties affectées.

Le testicule droit (c'est le seul côté malade) a augmenté de volume, mais dans des proportions peu considérables ; il n'a pas tout à fait la grosseur d'un œuf de poule. Au premier abord, il paraît assez régulier ; mais, si on le palpe avec soin, si on cherche à découvrir ses divers accidents de formes, on reconnaît bientôt qu'il n'est pas d'une régularité parfaite. Sa consistance n'est pas tout à fait uniforme ; il y a des parties plus dures ; d'autres sont plus molles. Cependant il est impossible de bien délimiter les parties dures engorgées. Avec la plus grande attention et la plus grande persévérance dans ses recherches, on n'arrive point à dissiper les

doutes. Il y a des noyaux engorgés dans l'épididyme, il y en a également dans le corps du testicule, et il est impossible d'établir une démarcation
entre les parties engorgées et celles qui ont conservé
leur consistance normale. A la partie antérieure,
on trouve une petite dépression plus molle que tout
le reste de l'organe, dépression qui pourrait loger
l'extrémité du petit doigt. A cette plus grande souplesse et au cercle induré qu'on sent tout autour,
il est facile de reconnaître une éraillure de la tunique
vaginale. Les cordons sont simples et non réunis par
une infiltration plastique. La sensibilité du testicule est légèrement augmentée; en comprimant
même médiocrement, on ne tarde pas à produire de
la douleur. Cette compression médiocre est moins
bien supportée que du côté sain.

On a combattu l'inflammation de l'urèthre par
une application de sangsues au périnée et par des
bains tièdes quotidiens; on a employé la pommade
stibiée en friction sur l'organe malade, et le sujet
quitta l'hôpital avec son engorgement considérablement diminué.

Cette observation parle plus haut que toutes les
descriptions d'orchite chronique qu'on trouve dans
les auteurs et même dans ceux qui se sont occupés
de ces maladies tout récemment. Je tâcherai néanmoins de donner le diagnostic différentiel de cette
tumeur, en me guidant d'après les leçons de M. le
professeur Nélaton.

L'orchite chronique idiopathique peut reconnaître pour cause première et plus ou moins éloi-

gnée une inflammation uréthrale ou une inflammation aiguë du testicule et de l'épididyme; dans certains cas, le testicule s'enflamme et donne lieu à une infiltration plastique différente de la tuberculisation. « La matière infiltrée, dit le professeur Nélaton, peut se résorber sans s'abcéder ; mais elle peut aussi persister pendant un temps considérable, comme nous le voyons pour les engorgements chroniques de l'épididyme, et alors l'engorgement persiste dans la totalité du testicule, et c'est là ce qui constitue l'orchite chronique. »

La tumeur est un peu plus sensible que la glande saine quand on la comprime, et elle n'est pas très-uniforme; elle ressemble assez à l'hypertrophie testiculaire, avec laquelle on pourrait la confondre; seulement, dans celle-ci, l'hypertrophie est généralement double, et elle diffère par l'invariable uniformité de sa consistance, ensuite elle ne s'observe presque jamais en France. La maladie date de long-temps. Il n'y a ni bosselures, ni épanchement dans la tunique séreuse, ni enveloppe épididymaire. La sensibilité du testicule chronique contraste singulièrement avec l'insensibilité extraordinaire du testicule syphilitique, qui, comprimé fortement, ne cause aucune douleur. Il n'y a ni engorgement du cordon spermatique, ni des vaisseaux, ni des ganglions lymphatiques. On peut ajouter à cela l'absence des signes généraux qui caractérisent les cachexies cancéreuses et tuberculeuses, et la bonne constitution générale des sujets : la marche lente et progressive de l'engorgement peut être d'une grande utilité diagnostique.

Les caractères anatomo-pathologiques que peuvent affecter ces engorgements chroniques du testicule ne sont pas connus, vu la rareté de la maladie, et ceux qu'on trouve dans les auteurs les plus modernes sont entourés d'une grande obscurité et d'une grande confusion.

II. Hypertrophie testiculaire. — Les testicules sont susceptibles d'acquérir une augmentation notable de leur volume, qui double, triple, et quelquefois même s'accroît encore, sans offrir la moindre trace d'inflammation ni de dégénérescence organique. Ils conservent au contraire leur forme, leur élasticité, leur souplesse et leur sensibilité particulière. L'hypertrophie testiculaire atteint ordinairement les deux glandes, et leur consistance est invariablement uniforme. Presque toujours elle se manifeste à l'époque où l'homme se forme, c'est-à-dire à sa sortie de l'adolescence.

A. Bérard ne croyait pas à son existence, car il n'en avait jamais vu aucun exemple. M. le professeur Velpeau, au contraire, en a observé 8 cas chez des Brésiliens, 6 chez des Américains du Sud, 3 cas chez des Indiens, 1 sur un Égyptien, et 2 chez des Français. M. le professeur Nélaton, qui a recherché tous les exemples connus d'hypertrophie testiculaire, dit : « J'ai reconnu que cette affection ne s'observe presque jamais en France ; elle est au contraire très-commune dans l'autre hémisphère et surtout dans l'Amérique du Sud. En feuilletant les recueils périodiques, on rencontre au moins 15 cas dans ce dernier pays contre un seul en Europe. » (*Gazette des hôpitaux*, 1857, p. 54.)

III. TUMEURS FIBREUSES. — La dégénérescence fibreuse, c'est-à-dire la transformation de la glande testiculaire en une masse fibreuse limitée non-seulement aux canaux séminifères, mais encore au tissu normal, avec accroissement de son volume naturel, est une maladie excessivement rare. Le seul exemple que je connaisse est celui d'un sujet opéré par Marjolin dans son service, et dont la tumeur disséquée figure dans le remarquable ouvrage d'anatomie pathologique de M. le professeur Cruveilhier. Cette tumeur avait deux fois le volume normal du testicule et était très-pesante; elle se coupait difficilement et criait sous le scalpel; elle était composée exclusivement de nombreuses fibres d'un blanc grisâtre, entre-croisées entre elles, disposées en lobules et semblables aux tumeurs fibreuses de l'utérus. Il en existe bien un autre dans l'ouvrage de M. Curling (1) et le voici : « Sir B. Brodie, ayant enlevé un testicule ainsi transformé en tissu fibreux, a vu l'autre s'indurer six à douze mois après l'opération, augmenter de volume et s'altérer *évidemment* de la même manière que le premier. A tout hasard, il a donné l'iode à l'intérieur et fait friction-

---

(1) *Traité pratique des maladies du testicule*, etc., traduit par M. L. Gosselin, p. 424; Paris, 1857.

ner le testicule avec une pommade iodée. La dureté
a diminué un peu, l'affection a cessé de s'accroître, et le malade a quitté l'hôpital, en conservant
en bon état la plus grande partie de son dernier
testicule. » Mais, de ce que le testicule enlevé était
de nature fibreuse, était-ce une raison suffisante
pour admettre que la seconde tumeur fût véritablement fibreuse, exempte de toute autre complication ?
C'est ce que l'observation de Sir B. Brodie, rela-
tée par M. Curling, ne nous apprend point et que
M. Curling lui-même met en doute.

Pendant la vie des malades tout l'organe est considérablement induré, et il n'y a ni douleur ni aucun autre symptôme particulier. La dégénérescence
fibreuse constitue une tumeur lourde qui peut quelquefois être produite par l'anémie testiculaire, et
voici comment : « Les tubes séminifères, dit M. Gosselin, privés de leurs éléments de nutrition et de
sécrétion, reviennent sur eux-mêmes, et se chan-
gent peu à peu en cordons pleins, qui, avec le temps,
deviennent fibreux. Sur un testicule anémique que
j'ai eu l'occasion d'examiner dernièrement, et dont
la tunique vaginale était oblitérée, j'ai positivement
constaté l'existence des cordons fibreux remplaçant
les tubes à côté d'autres tubes encore bien appa-
rents. » (Ouvrage cité, note du traducteur.) Le tissu
de la tumeur est très-serré, dense, résistant, et assez
semblable à celui des corps fibreux de l'utérus (1).

---

(1) Le professeur Pitha, de Prague (Autriche), dans le volume des *Maladies des organes génitaux,* de la *Pathologie*

IV. Tumeurs cartilagineuses. — Le cancer en_
céphaloïde, la maladie kystique du testicule, et le
sarcocèle syphilitique, ont une grande tendance à
y développer l'enchondrome, qui, dans ces cas,
comme nous le verrons par la suite, n'est qu'un
épiphénomène de ces maladies. Dans d'autres cas
plus rares, on a vu l'enchondrome se développer à
tel point qu'il constituait la seule lésion distincte du
testicule et formait une tumeur très-considérable.
La tumeur est dure, résistante, caractérisée principalement par une marche excessivement lente et essentiellement chronique. M. Paget, dit M. Curling, a cité
dernièrement, comme exemple remarquable du développement du cartilage dans un testicule, un fait
qui présente beaucoup de détails intéressants pour le
pathologiste. Je résume ici cette observation remarquable, consignée longuement dans le traité de
M. Curling (*loc. cit.*, p. 426). Un homme de 36 ans se
présenta à l'hôpital St-Barthélemy pour une tumeur
volumineuse du testicule droit et du cordon spermatique. La tumeur fut enlevée; il y a eu récidive et une
dyspnée extrême vingt-quatre jours après la sortie
du malade de l'hôpital; il entre de nouveau, et dix
jours après il meurt. La tumeur enlevée était ovoïde,
et composée de masses cartilagineuses cylindroïdes
et noueuses, intimement enfouies dans un tissu cel-

---

spéciale de Virchow, dit que Rokitanski et Drummreicher
ont reconnu que cette masse compacte et élastique, exa-
minée sous le microscope et par la voie chimique, se compose de vraies fibres transversales musculeuses (note com-
muniquée par mon collègue et ami G. Polydorus).

lulaire dense. Dans quelques points, s'étalait une couche mince des tubes séminifères entre la surface externe et la tunique albuginée. Au-dessus de cette masse, il s'en trouvait une autre, conique, formée par des fragments analogues de cartilage contenus dans des canaux tortueux communiquant entre eux. Au-dessus de cette seconde masse, une série de petites tumeurs cartilagineuses s'étendait tout le long du cordon. De la cicatrice de l'opération, partaient deux lymphatiques dilatés, remplis de productions semblables à celles du cordon, et montant vers une autre tumeur, grosse comme un œuf de poule, pleine de cavités occupées par un liquide transparent et des cloisonnements fibreux et cartilagineux, laquelle adhérait intimement à la veine cave inférieure, où pénétrait un prolongement cartilagineux, provenant de la masse principale. Les poumons contenaient dans leurs parenchymes des masses cartilagineuses très-abondantes, ils pesaient 5 kilogr. 650 grammes. Ce cas est pour M. Paget et M. Curling l'exemple le plus probant d'une affection locale qui a attaqué la constitution entière.

D'après ce dernier auteur et les autres chirurgiens anglais, l'origine et la persistance des tumeurs cartilagineuses du testicule sont bien établies par les cas nombreux où leur ablation n'a point été suivie de récidive. Je ne sache pas qu'en France les tumeurs cartilagineuses soient aussi nombreuses qu'en Angleterre, excepté toutefois lorsque la transformation a été consécutive à un testicule vénérien ou à un encéphaloïde.

Je persiste à croire que la tumeur cartilagineuse du testicule, constituant le fond pathologique , l'entité morbide , est une maladie excessivement rare, du moins en France.

V. Tumeurs osseuses. — Cette dégénérescence attaque plus souvent la tunique vaginale que le testicule lui-même ; on rencontre néanmoins des cas, dans la science, où le parenchyme testiculaire a été trouvé ossifié (A. Cooper, Bailly, A. Dubois). M. le professeur Velpeau, dans le Dictionnaire en 30 vol., rapporte l'observation suivante : « Il s'est présenté dans ma division, à l'hôpital de la Charité, au commencement de 1844, un des plus beaux exemples que j'aie vus de tumeurs osseuses du testicule ; la tumeur existait dans le testicule lui-même, sous la forme d'une masse globuleuse, aussi grosse qu'une noix , légèrement bosselée sur toute sa périphérie : le parenchyme testiculaire conservait autour d'elle toute sa souplesse, toute son homogénéité. Comme aucune altération ne s'était manifestée dans ses enveloppes , il était facile d'en apprécier tous les caractères ; aussi a-t-on pu s'assurer qu'elle avait la consistance d'un caillou et qu'elle ne se rapprochait de la nature d'aucune autre tumeur connue. Le malade en attribuait l'origine à un coup, et la portait depuis plusieurs années ; comme elle ne lui occasionnait aucune gêne , aucune douleur , et que depuis longtemps elle n'éprouvait aucune espèce de changement, je l'ai engagé à n'y rien faire, à la garder, à ne plus s'en occuper. Pour que ce fait eût toute la valeur possible, il faudrait, je le sais, qu'il eût été soumis à la dissection ; mais, pour tous ceux qui l'ont vu, ce complément d'examen est véritablement inutile. »

On comprend que quand cette transformation existe, il y a une très-grande dureté de la tumeur. Cette dégénérescence seule n'indique pas d'ailleurs la grave opération de la castration.

VI. TUMEURS LITHIQUES. — Les tumeurs lithiques ou les dépôts calcaires glandulaires ou périglandulaires observés par les auteurs coexistent avec des modifications morbides de la glande et de ses annexes, et constituent alors une sorte de complication que nous étudierons dans notre seconde partie, ou bien l'élément terreux de ces tumeurs se rencontre dans la substance testiculaire exempte de tout autre état morbide, ou bien encore il vient s'ajouter à la glande séminale (tumeurs lithiques périglandulaires) en la modifiant. Vidal (de Cassis) dit avoir opéré par incision une hydrocèle vainement traitée deux fois par l'injection. « Le testicule était tout sablé comme le dessous des boîtes à allumettes chimiques dont on se sert aujourd'hui. » La substance terreuse, dit M. Curling, est ordinairement déposée entre la tunique vaginale et la tunique albuginée ; c'est ce que M. Velpeau dit aussi, mais le premier de ces chirurgiens ajoute avoir observé fréquemment un ou deux corps saillants, irréguliers, d'une dureté pierreuse, à peine plus gros que la tête d'une épingle, et adhérents à la tunique vaginale, vers la partie supérieure du testicule. Ces tumeurs, suivant le même auteur, ont plus d'intérêt pathologique que d'importance pratique.

Quand ces tumeurs siégent dans le parenchyme, on les reconnaît aux aspérités, aux pointes, aux bosselures dures, inégales, incompressibles que présente l'organe dans certains points et à leur insensibilité; libres, mobiles, incrustées dans certaines lamelles, elles donnent souvent lieu sous la pression à un bruit, à un craquement de parchemin qui ne permet pas de les méconnaître (Velpeau). Ces tumeurs sont très-consistantes et indolentes; les malades peuvent les garder sans danger pour leur santé ni même pour les fonctions de la glande. L'état général n'a ordinairement aucun rapport pathologique avec l'état local.

VII. Tumeurs foetales (débris de fœtus). — A côté de ces tumeurs, nous devons étudier celles, plus rares encore, qui peuvent se rencontrer et qu'on est tenu de connaître afin d'éviter toute méprise et d'établir, le cas échéant, leur diagnostic. Ces tumeurs, étudiées dans un mémoire sur l'inclusion testiculaire et scrotale, extrait des *Archives générales de médecine,* par M. le Dr Verneuil, sont des productions parasitaires formées par l'inclusion testiculaire, qui serait primitivement extraglandulaire, d'après le Dr Verneuil, tandis que pour M. le professeur Velpeau, elle serait abdominale.

Quoi qu'il en soit, nous allons donner les signes distinctifs, mettant à profit le travail de M. Verneuil (1). Un caractère que l'on doit chercher à obtenir, c'est la *congénitalité ;* ce signe est très-important. Le testicule est adhérent à la tumeur fœtale, et l'on pourrait songer à une affection de la glande testiculaire, affection d'autant plus probable que le sujet est plus avancé en âge ; car chez les nouveaunés les affections de la glande séminale sont excessivement rares. La fluctuation peut faire naître l'idée d'une hydrocèle, mais le liquide est en petite quantité et le volume de la tumeur reste le même après la ponction. Le liquide évacué, on pourrait percevoir des bosselures, des inégalités, et croire à une affection tuberculeuse ; mais l'ensemble des caractères généraux et locaux est assez caractéristique. L'écoulement d'une matière pulpeuse par des trajets fistuleux pourrait provenir soit du tubercule ramolli, soit de la matière sébacée et épidermique. L'examen microscopique lèverait les doutes. Enfin la ponction exploratrice peut venir en aide. Somme toute, la constatation précise de la substance cérébrale, ou dents, poils, cellules d'épidermes, etc., jointe aux caractères de congénitalité, d'indolence, etc., éclaireront la question, et le diagnostic pourra être établi.

VIII. KYSTES DU TESTICULE. — Nous allons nous occuper, dans ce paragraphe, des kystes du testicule et de l'épididyme, du diagnostic propre; nous établirons ensuite le diagnostic différentiel.

---

(1) Mémoire sur *l'inclusion scrotale et testiculaire,* 1855 (extr. des *Arch. gén. de méd.,* juin 1855).

Les kystes du testicule, tumeurs enkystées (A. Cooper), tumeurs kystiques (Curling), seraient formés, suivant le premier, par des dilatations des tubes séminifères, et se rapprocheraient des tumeurs enkystées du sein, dues à la dilatation morbide des conduits galactophores. Curling dit : « J'étais d'abord assez disposé à me ranger à cette opinion (d'A. Cooper), et à voir ici une affection analogue aux tumeurs kystiques de la mamelle ; mais, ayant vu plus tard, dans divers cas de testicules kystiques, les tubes séminifères sains, étalés, et formant une couche sur la masse morbide, il m'était difficile de concilier l'origine tubuleuse de la maladie avec une pareille disposition. » D'après lui, les tumeurs kystiques testiculaires se formeraient dans les conduits du corps d'Highmore. Quant à nous, nous distinguerons, avec M. le Dr Gosselin (1), les kystes en petits et grands : les premiers apparaissent habituellement sur la face postéro-supérieure de l'épididyme ; les seconds, ou les grands kystes, prennent leur origine à la face antéro-inférieure, au-dessous de la tête, dans un point où les petits kystes sont rares ; ces derniers se développent sous la séreuse épididymaire, là où elle est trop tendue et trop résistante pour se prêter à un accroissement considérable, et ne constituent pas une maladie appréciable pendant la vie ; les grands, au contraire, se développent dans le tissu cellulaire qui accompagne

---

(1) *Arch. gén. de méd.*, 1848, et *Maladies du testicule,* par Curling, traduit par M. L. Gosselin.

les vaisseaux efférents, c'est-à-dire entre les deux
feuillets de la séreuse, adossés l'un à l'autre au-dessous de la tête de l'épididyme ; ce tissu est lâche,
se prête à l'extension et a une certaine tendance à
la formation des kystes. Pour ces raisons, M. Gosselin croit que les grands kystes ont un point de dé-
part spécial, et ne résultent pas de l'accroissement
des petits, comme le pense M. Curling. Les grands
kystes diffèrent ensuite entre eux par la qualité du
liquide qu'ils renferment : les uns ont un liquide
citrin sans spermatozoïdes, les autres un liquide
opalin rempli de spermatozoïdes (Gosselin).

D'après les études faites par MM. Cooper, Curling, Gosselin, Nélaton, etc. etc., sur les kystes, il
résulte pour moi que ces tumeurs sont des produits
nouveaux, spéciaux, pouvant être fournis de toute
pièce, et indépendantes de tout autre état morbide,
soit local, soit général. Tous les auteurs ne sont
pourtant pas très-disposés à admettre ces kystes, et
le regrettable chirurgien de l'hôpital du Midi (Vidal, de Cassis) semble mettre en doute leur existence, dans le passage suivant de son livre (1) :
« Quand on examine de très-près ce que dit A. Cooper, et cela avec une apparence de précision, rien
n'est plus vague que ce qu'il a appelé kystes du
testicule ; et si à côté de ses assertions on place les
faits d'anatomie pathologique que des nombreuses
dissections ont pu fournir, on arrive à penser que
ces kystes ne sont en général que des hydrocèles

____

(1) *Pathologie externe*, 4ᵉ édit., t. V.

multiloculaires ou des variétés de l'encéphaloïde, appelés cancers alvéolaires. »

La science possède néanmoins des faits irrécusables, et entre autres M. Trélat a rapporté un cas remarquable de kyste testiculaire, avec l'observation détaillée et l'examen anatomo-pathologique de la pièce préalablement injectée par M. le Dr Sappey (1). MM. Velpeau (2), Nélaton (3), Gosselin (4), etc., en ont rencontré quelques cas. Or, d'après ces faits et d'autres encore, l'existence de kystes du testicule ne peut plus être mise en doute ; mais leur diagnostic présente un grand nombre de difficultés et d'obscurités ; c'est ce dont nous allons nous occuper.

1° *Diagnostic propre.* Les kystes se développent très-lentement et sans causer de douleur ; au bout de plusieurs mois, ils forment une tumeur ovale, élastique, à peine sensible ou douloureuse ; sa surface est ordinairement lisse et unie ; quelquefois elle est irrégulière ; on y trouve quelquefois aussi de la fluctuation, due à la présence d'une petite quantité de liquide dans le sac vaginal. La tumeur devient gênante, et donne une sensation de tiraillement et de malaise dans les reins, quand elle atteint un grand volume et qu'elle n'est pas soutenue : elle débute entre 25 à 45 ans. Les malades en font sou-

---

(1) *Arch. gén. de méd.*, 1854, t. I.

(2) Dict. en 30 vol., 11e édit., t. XXIX, et *Clinique chirurgicale,* Thèses de Paris, n° 229, 1853-1854.

(3) *Arch. gén. de méd.*, observ. de M. Trélat.

(4) *Arch. gén. de méd.*, et *Traité sur les mal. du test.*

vent remonter l'origine à une contusion de l'organe. L'état général des malades est ordinairement satisfaisant.

2° *Diagnostic différentiel.* 1° Tumeur plutôt ovale que pyriforme, comme dans l'hydrocèle vaginale; 2° tumeur plus lourde et ne déterminant pas la douleur par la compression; 3° dépressibilité plutôt que fluctuation; 4° absence complète de transparence; 5° sensation de constriction du testicule quand la compression est considérable; 6° état variqueux du cordon et du scrotum; 7° enfin, dans l'hydrocèle, le testicule peut être senti, quoique d'une manière obtuse, à la partie inférieure et supérieure de la tumeur. Nous pouvons ajouter à ces signes le manque de douleurs lancinantes, l'absence de nodosités, de dureté du cordon spermatique et d'engorgement des ganglions inguinaux et lombaires, et un état général indiquant d'ailleurs une bonne santé.

Mais, malgré tous ces signes propres et distinctifs, l'erreur est encore possible, et la ponction exploratrice est un moyen recommandé par presque tous les chirurgiens éclairés. Dans le fait que j'ai déjà cité, observé par M. Nélaton, et consigné par M. Trélat dans les *Archives générales de médecine*, ce dernier s'explique ainsi, après avoir rapporté tout ce qu'il a observé : « M. Nélaton, dit-il, pensant bien avoir affaire à une maladie enkystée du testicule, se décida à la castration. Une ponction fut faite avant l'opération; la canule laisse couler quelques gouttes de sang, mais, en la retirant, une faible quantité de liquide clair et filant jaillit de la plaie. Profitant aussitôt de ce signe caractéristique, M. Nélaton prit le bistouri en disant : *ce sont des kystes, il n'y a pas à hésiter ;* et enleva la tumeur. » Sa dissection confirma complétement son diagnostic.!

L'opération de la castration est nécessairement indiquée dans les cas de kystes, car aucun traitement, ni général, ni local, n'a d'efficacité contre cette lésion. Elle est d'autant mieux indiquée qu'au moment où les malades se présentent à nous, les kystes les gênent énormément, leur causent une douleur déterminée par les tiraillements du cordon, ainsi que par l'accroissement continuel de la tumeur. Astley Cooper dit que quand la maladie est simple, la castration est un traitement toujours couronné de succès, et l'on peut assurer au malade en toute confiance que l'opération n'aura aucune influence fâcheuse sur les parties environnantes, et qu'elle amènera une cure radicale.

IX. HYDATIDES DU TESTICULE. — Dupuytren, Larrey, A. Cooper, ont observé cette maladie ; Morgagni croit l'avoir rencontrée beaucoup plus souvent que les autres ; et la plupart des auteurs modernes se refusent à l'admettre. La seule observation bien authentique que la science possède est, ce me semble, la suivante de A. Cooper : «M. Davies m'apporta un jour, à l'issue de ma leçon, un testicule dont l'épididyme contenait un kyste dans l'intérieur duquel se trouvait une hydatide ressemblant à une perle, et qui était parfaitement libre, détachée de la poche dans laquelle elle était contenue. Cette hydatide était remplie d'un liquide aqueux. » Cette observation, qui paraît assez concluante, manque pourtant des détails microscopiques, et l'on peut dire avec M. le professeur Velpeau que «l'histoire de cette maladie laisse beaucoup à désirer: les observations de Larrey ne sont pas très-concluantes, et que celles de Dupuytren et de A. Cooper n'ont pas tous les caractères d'authenticité désirables en pareille matière. J'avoue, pour mon compte, ajoute le chirurgien de la Charité, n'en avoir jamais rencontré, et j'en ai parlé à plusieurs praticiens des plus répandus, des plus anciens, qui n'ont pas été plus heureux. » (Dictionn. en 30 vol., t. XXIX.)

J'ai dit en commençant que Morgagni *a cru* les avoir souvent rencontrées, car il a noté une disposition anatomique de la séreuse, de l'épididyme, qui disposerait singulièrement la formation des hydatides : cette disposition se trouverait au-dessous de la tête de l'épididyme, près de son centre, contre les deux feuillets de la séreuse, adossés l'un à l'autre *et faciles à séparer*. Là serait, selon Morgagni, la particularité anatomique très-favorable à la production des hydatides (1). Or c'est là aussi, comme nous l'avons vu, que les recherches de M. Gosselin ont démontré être l'origine la plus fréquente de la formation des grands kystes que nous venons d'étu-

----

(1) Morgagni, *de Sedibus et causis morborum*, lettres 30 et 43.

dier. Il est donc fort probable que Morgagni ait observé là des simples kystes ne renfermant pas d'hydatides, comme la plupart des chirurgiens de nos jours.

II. TUMEURS SYMPTOMATIQUES.

1° Aiguës.

I. ORCHITES BLENNORRHAGIQUES. — L'orchite que les auteurs ont appelée générale, c'est-à-dire celle dans laquelle le parenchyme testiculaire, l'épididyme, l'albuginée, la vaginale, etc. etc., participent également à l'inflammation, est une des variétés les plus rares; sa manifestation arrive surtout chez les personnes jeunes et vigoureuses, à tempérament sanguin ou très-nerveux; c'est ce qu'il m'a été donné d'observer une fois chez un malade réunissant les conditions que je viens d'indiquer, et à qui on a dû pratiquer une large saignée générale pour calmer ses douleurs vives et un mouvement fébrile exaspéré. Je n'insiste pas sur la description particulière de cette forme d'orchite, pour éviter des répétitions fastidieuses; je dois seulement noter que quand l'inflammation sévit sur tous les éléments de la glande et du scrotum, les douleurs deviennent très-intenses, et la tumeur beaucoup plus volumineuse que dans les variétés dont nous allons nous occuper; la peau participe aussi à la phlogose et forme une masse, un tout enflammé. On comprend aussi que dans les cas que nous venons de citer les symptômes généraux soient des plus alarmants:

aussi la fièvre est exaspérée, il y a hoquet, vomissements, syncopes, etc.

Épididymite. — La variété la plus commune et la plus importante est l'épididymite consécutive à une blennorrhagie, et se manifestant principalement sous l'influence des causes provocatrices suivantes : les fatigues et les excès de table et de coït. Parmi les autres causes, mal étudiées jusqu'à ce jour, on compte l'absence du suspensoir; pourtant j'ai vu plusieurs malades qui vaquaient à leurs occupations, munis d'un suspensoir, être affectés d'épididymite ; j'en ai vu aussi d'autres, qui avaient eu antérieurement l'épididymite, être une seconde fois, dans le cours de nouvelles blennorrhagies contractées, atteints d'épididymite, pendant qu'ils gardaient un repos absolu. L'épididymite offre, comme toutes les variétés d'orchites, deux ordres de phénomènes : les uns généraux ou sympathiques, les autres locaux ou symptomatiques. Les auteurs se sont peu ou point préoccupés des premiers qui accompagnent l'invasion de la maladie, et qui apparaissent quelquefois avec les différentes variétés d'orchites. M. Marc d'Espine est le premier qui ait cherché à les étudier d'une manière positive. Au point de vue du diagnostic propre de chaque orchite, la connaissance de ces symptômes est essentielle ; mais, comme les bornes que m'impose ma dissertation seraient dépassées considérablement, si j'insistais longuement là-dessus, je ne puis mieux faire que de rapporter le résumé des recherches de M. Marc d'Espine et de M. de Castelnau , consigné par ce dernier auteur dans un remarquable article sur l'orchite, qu'il a publié dans les *Annales des maladies de la peau ;* je le relate ici une fois pour toutes, afin de ne plus y revenir.

Symptômes généraux. « La fièvre qui accompagne souvent l'orchite à son début est un type de fièvre symptomatique ou sympathique ; c'est-à-dire qu'elle est entièrement sous la dépendance de l'état local, et qu'elle ne peut s'expliquer que par ce *consensus ,* cette solidarité réciproque qui existe entre toutes les fonctions. Cette fièvre est en général peu prononcée dans l'orchite ; elle n'a lieu que dans la période d'accroissement , et seulement dans les cas où les symptômes locaux, dont elle suit les vicissitudes , offrent un certain degré d'intensité. M. Marc d'Espine , sur 24 cas d'orchite, en a trouvé 17 dans lesquels la fièvre avait existé dès le début, et 2 dans lesquels elle s'est manifestée lors des rechutes , tandis qu'elle n'avait point eu lieu dans l'affection primitive. Je n'ai constaté de fièvre que chez 11 de nos 37 malades ; résultat qui diffère notablement de celui du savant et consciencieux observateur que je viens de citer. Je crois que la plus grande cause de cette différence réside dans la manière dont nous avons apprécié les réponses des malades ; car ce n'est guère que d'après leurs renseignements qu'on peut éclaircir une semblable question, puisqu'ils se présentent presque toujours à une époque où les phénomènes généraux ont déjà disparu , à supposer qu'ils aient existé. Or, comme l'intelligence des malades n'est pas toujours très-développée, j'exigeais, pour admettre l'existence de la fièvre, qu'il y eût eu de l'inappétence et une chaleur prononcée de la peau. M. Marc d'Espine a cherché à déterminer la durée de cette fièvre, et l'a trouvée de cinq jours pour les gauches, de trois et demi pour les droites, et de deux pour les doubles. Ces chiffres, jusqu'à présent, prouvent seulement que la fièvre n'est le plus souvent qu'un phénomène accessoire dans la maladie qui nous occupe, et rien de plus » (*Ann. des maladies de la peau et de la syphilis,* mai 1844.)

Symptômes locaux. Nous choisirons parmi ces symptômes ceux qui peuvent nous servir comme signes capables de nous faire connaître la maladie et la différencier des autres variétés, que nous étudierons chemin faisant, afin de mieux faire ressortir leurs analogies et leurs différences. La tumeur est constituée principalement par l'engorgement de l'épididyme, elle se laisse déprimer, aplatir des deux côtés par les cuisses, quand elle n'est pas bien soutenue, et elle subit les modifications les plus rapides. Après la période d'acuité, en l'explorant attentivement, on peut reconnaître toutes les parties de l'épididyme engorgées, et suivre même le trajet de l'engorgement, qui gagne le long du canal déférent, lequel se présente le plus souvent sous la forme d'un cordon dur et résistant. La douleur, quoique vive, l'est moins que dans les autres variétés, et l'inflammation marche assez rapidement ; dans l'espace de deux à trois jours, la masse, en diminuant un peu, se sépare en deux parties, dont l'une, antéro-supérieure, est le testicule, et l'autre, postéro-supérieure, est l'épididyme, qui couvre plus ou moins le premier. Le testicule est en général peu augmenté de volume, mais il perd cette molle rénitence qui le caractérise; le gonflement de l'épididyme est par contre très-considérable, puisqu'il égale en volume le testicule. On peut quelquefois aussi sentir la fluctuation, et s'assurer par là de l'existence d'un liquide dans la tunique vaginale.

La *vaginalite* serait, d'après Vidal (de Cassis), une variété d'orchite caractérisée par une douleur vive et persistante, une tension marquée de la tumeur, l'absence de fluctuation et de transparence, une tumeur lisse et égale et plus ou moins globuleuse, qui proéminerait beaucoup plus en avant que dans les autres variétés, et ne garderait pas l'empreinte des corps qui passent sur elle, comme le fait la tumeur de l'épididyme. On le voit, cette variété est plutôt anatomique que clinique, et, comme je ne l'ai jamais observée, je suis disposé à croire, avec M. le Dr Ricord, «que dans quelques cas, par voisinage, par contiguïté, la tunique vaginale peut bien devenir le siége d'une véritable inflammation, et présenter alors tous les symptômes des inflammations séreuses, quant aux altérations du tissu et aux sécrétions morbides; mais, je le répète, c'est là une rare exception, car toujours, ou presque toujours, ce qui se passe du côté de la tunique vaginale est plutôt dû à un épanchement symptomatique de l'engorgement de l'épididyme, conséquence d'une gêne dans la circulation, qu'à une vaginalite, comme on l'avait cru un moment » (*Journal de chirurgie*, mai 1843, p. 167).

L'*orchite parenchymateuse* serait, d'après Vidal (de Cassis), l'inflammation du tissu propre du testicule, qu'il aurait observée chez les blennorrhagiens les plus jeunes, et qui se caractériserait par une tumeur ovoïde, née de l'exagération du testicule, qui serait plus saillant que dans l'épididymite, et le tout serait confondu en une masse dure, recouverte par une peau plus ou moins rouge, et le tissu cellulaire serait quelquefois œdémateux. M. Ricord, sans nier la possibilité de l'extension de l'inflammation dans le corps testiculaire, nie l'orchite parenchymateuse, considérée comme la principale maladie, telle que l'a décrite Vidal. « Lorsque l'inflammation gagne le testicule, dit le Dr Ricord, elle prend les caractères des inflammations avec étranglement, les douleurs deviennent plus intenses, compressives ; le toucher est bien plus insupportable et les phénomènes symptomatiques beaucoup plus prononcés : fièvre, hoquet, vomissement, syncope, etc. Quelquefois il survient de la gêne dans l'émission des urines. Le sperme est altéré, roussâtre, sanieux. Alors aussi on rencontre plus souvent l'inflammation de la peau et du tissu cellulaire des bourses ; le canal déférent et le tissu cellulaire du cordon sont aussi ordinairement engorgés ; tandis que, lorsque l'épididyme seul est malade, ces parties, comme je l'ai déjà dit, peuvent ne présenter aucune altération appréciable au toucher. Lorsqu'il n'existe pas de sérosité dans la tunique vaginale, on peut s'assurer de l'état du testicule et de sa participation à la maladie. Quand il est resté sain, on le trouve avec son volume normal, facile à comparer à celui du côté opposé, et surtout avec cette rénitence élastique, *sui generis,* qui le caractérise, et le fait si bien distinguer de l'espèce de croissant formé par l'épididyme, et dans lequel il est enchâssé ; mais, lorsque l'inflammation l'a atteint, malgré la résistance de son enveloppe fibreuse, il prend du volume, et, obéissant à la loi de tous les tissus enflammés, il perd sa souplesse, son élasticité ; on dirait qu'il se coagule, et finit par se confondre, en durcissant, avec les parties voisines, dont on a souvent de la peine à le distinguer. » (*Loc. cit.*)

La résolution de l'épididyme s'opère très-lentement, il y a presque toujours des noyaux d'induration, que l'on rencontre ordinairement vers la *queue de l'épididyme* (1), noyaux dont il faut tenir compte, car ils peuvent persister longtemps, si on ne s'applique pas à les faire disparaître par un traite-

---

(1) M. le Dr Gosselin, dans un travail remarquable qu'il a inséré aux *Archives générales de médecine,* 1847-1848, sur les engorgements chroniques de l'épididyme, insiste avec raison sur leur traitement ; car, lorsque l'oblitération des conduits de l'épididyme est bilatérale et persistante, elle entraîne nécessairement la stérilité (4e conclusion de son mémoire). Récemment encore, M. Gosselin a écrit ce qui suit : « Depuis la publication de mon dernier travail sur ce sujet, il m'a été donné de recueillir cinq nouvelles observations. Dans deux d'entre

ment approprié (1). Cette induration peut reconnaître quelquefois pour *stimulus* quelque vice tuberculeux qui provoquerait ou entretiendrait ces noyaux indurés. Le varicocèle est un des effets de l'épididymite, surtout si celle-ci se répète du côté gauche.

Diagnostic différentiel. Le diagnostic propre de l'orchite aiguë est en général facile à établir. Le gonflement œdémateux du scrotum, produit par un bain de vapeurs, a pu en imposer, au dire de Gaussail, et passer pour une inflammation des deux tes-

---

elles, les spermatozoïdes, après avoir manqué pendant plusieurs mois, ont reparu ; dans une troisième, je n'ai pu examiner le sperme que deux fois dans l'espace de trois mois : je n'y ai pas trouvé de spermatozoïdes, mais j'ai perdu le malade de vue. Dans les deux dernières, il s'agit d'individus qui, ayant eu l'épididymite bilatérale dans leur jeunesse, et ayant conservé une induration de chaque côté, sont venus me consulter après plusieurs années de mariage, pendant lesquelles ils n'avaient pas eu d'enfants. Chez l'un et l'autre, les facultés viriles ne paraissaient pas amoindries, mais le sperme était absolument dépourvu de spermatozoïdes.» (Curling et Gosselin, p. 288, note.) Quand les engorgements persistent longtemps, il faudra examiner l'état général, ainsi que la prostate et les vésicules séminales, où il pourrait y avoir des tubercules.

(1) J'ai observé il y a plus de trois ans, à Montpellier, avec M. le Dr Bourdel, professeur agrégé, un malade qui a eu une double épididymite et qui a présenté une double induration de l'épididyme persistante, et chez lequel il a dû insister pendant plus de deux mois sur un traitement local, afin de ramener la queue de l'épididyme à un volume moins considérable. Cet engorgement n'avait pas complétement disparu au bout de plusieurs mois. Le sperme n'a pas été examiné.

ticules ; mais alors les douleurs sont bien moins vives, les cordons testiculaires conservent leur volume habituel ; s'il y a un écoulement uréthral, il n'est pas supprimé. Une méprise plus facile encore a été signalée par A. Cooper; on pourrait prendre une orchite pour une hernie étranglée. Dans un cas pareil Cooper donne les signes suivants : absence de tumeur dans l'anneau, souplesse de l'abdomen, douleur bornée d'un côté du ventre et n'augmentant pas par la pression. Mais, on le conçoit, si l'orchite est très-intense, si le cordon enflammé forme une tumeur qui se prolonge à travers le canal inguinal, si des vomissements sympathiques surviennent avec douleur de tout le ventre, le cas deviendra plus embarrassant. Les antécédents, la circonstance d'un engorgement de l'épididyme, peuvent aider avantageusement au diagnostic différentiel ; toujours est-il que A. Cooper conseille, avant toute opération, de s'assurer de la nature du mal par l'usage d'un laxatif et des lavements purgatifs. Si l'erreur conduisait à pratiquer l'opération, il n'en résulterait rien de fâcheux, car le débridement pourrait faire cesser l'étranglement du cordon. Mais la méprise inverse, dit A. Bérard (1), peut être commise avec des conséquences bien plus graves ; une hernie inguinale peut être étranglée dans le scrotum par le passage de l'intestin à travers la tunique vaginale, ainsi que Dupuytren l'a fait connaître. Comme dans ces cas la tumeur est bornée au scrotum et que l'anneau

(1) Thèse de concours, 1834.

est traversé par une anse intestinale qui est libre dans son intérieur, on ne pourra soupçonner l'étranglement. Dans le doute, il faudra se comporter comme si on avait affaire à une hernie étranglée ; le danger d'inciser inutilement la tunique vaginale ne pouvant être comparé à celui qui résulterait d'un étranglement abandonné à lui-même. On conçoit que les deux maladies puissent exister à la fois; l'une des deux pourrait être méconnue, mais ici encore l'opération de la hernie étranglée devrait être pratiquée.

II. ORCHITES RHUMATISMALES. — Ces orchites, étudiées plus particulièrement par M. le professeur Bouisson, de Montpellier, se distinguent facilement de celles dont je viens de m'occuper, grâce à la connaissance parfaite des antécédents morbides. Elles seraient déterminées, selon ce professeur, par la métastase rhumatismale sur les parties fibreuses du testicule. Voici une des observations publiées par M. Jallot (1).

G..., âgé de 51 ans, assez robuste, n'a jamais eu de maladies vénériennes. Depuis une dizaine d'années, il est sujet aux douleurs rhumatismales qui se fixent de préférence aux lombes et à l'épaule droite. En décembre 1851, après avoir gardé longtemps des vêtements humides, il est atteint de rhu-

____

(1) *Revue thérapeutique du Midi,* 2e série; Montpellier, 15 juin 1853.

matisme aux genoux. Quelques sangsues et la poudre de Dower, administrée quelques jours après pour favoriser une tendance aux sueurs, enfin l'ipécacuanha, prescrit contre un état bilieux marqué, le débarrassèrent assez promptement. Il était en voie de guérison, et prenait des aliments depuis quelques jours, lorsqu'il quitta, à notre insu, la flanelle dont il était couvert. Quelques heures après, frissons intenses et prolongés, et douleur subite au testicule droit, qui ne tarde pas à s'engorger, sans être très-sensible à la pression. G..., ayant lui-même appliqué dix sangsues, vit, cinq jours après, la tuméfaction se porter sur la glande gauche. Cette fois, l'orchite rhumatismale, ayant résisté aux annélides et à diverses applications narcotiques, céda en deux jours au vésicatoire appliqué sur la glande, moyen recommandé par M. Bouisson, et que le malade, d'ailleurs peu susceptible, ne trouva pas douloureux.

Dans cette observation, le sujet était pur d'antécédents syphilitiques, et le diagnostic ne pouvait être douteux.

La différence entre l'orchite blennorrhagique et rhumatismale peut se résumer ainsi, d'après M. Bouisson :

1° L'inflammation testiculaire, par suite de blennorrhagie, se développe dans le cours d'écoulements peu marqués et déjà anciens; il est rare qu'il y ait coïncidence d'orchite rhumatismale dans les cas d'uréthrite. 2° L'épididyme est la partie qui

est atteinte la première, consécutivement à l'uréthrite ; il n'est pas souvent engorgé dans la rhumatismale. 3° En général, un seul côté est tuméfié dans
l'inflammation du testicule ; les deux organes peuvent être à la fois le siége de la métastase rhumatismale. 4° La fièvre et les douleurs vives sont exaspé-
rées par la moindre pression dans la première ; dans
l'autre, il n'y a pas d'appareil fébrile, et les douleurs n'augmentent pas par le toucher, ce qui fait
voir qu'elle n'est pas réellement inflammatoire.
5° Dans l'orchite blennorrhagique, tous les tissus
sont envahis ; dans la rhumatismale, le tissu fibreux
testiculaire est seul atteint ; ce qui le prouve, c'est
que la tuméfaction, les douleurs et les tiraillements
sont moindres. 6° Dans l'orchite blennorrhagique ,
le traitement doit être surtout antiphlogistique,
puisque l'inflammation est l'élément qui domine ;
dans la rhumatismale, les antiphlogistiques locaux
ne sont pas impérieusement indiqués ; pourtant ils
sont quelquefois applicables, comme dans les deux
faits déjà cités. En général, il est indispensable d'employer dans le principe des narcotiques huileux,
qu'on associera ensuite aux vésicatoires appliqués
sur le membre et quelquefois sur le testicule.

2° Chroniques.

I. TESTICULE SYPHILITIQUE. — Sous le nom de
sarcocèle syphilitique, testicule vénérien, etc., la plupart des auteurs ont donné une description qui laisse
beaucoup à désirer sous le rapport de la clarté et de

la précision scientifique, et ont émis des opinions plus ou moins hypothétiques et arbitraires qui ne peuvent nullement éclairer les faits cliniques. Il n'en est pourtant pas ainsi des descriptions du Dr Ricord, qui me semblent les plus claires et les plus précises de cette matière. Ce savant chirurgien a publié, dans la *Gazette des hôpitaux* de 1845, des leçons pleines d'intérêt à ce sujet, et c'est suivant les opinions que professe avec tant d'esprit et d'éclat le chirurgien de l'hôpital du Midi, que je vais tracer le diagnostic propre et différentiel de cette affection intéressante sous plus d'un rapport.

Le sarcocèle spécifique est une maladie symptomatique de l'infection syphilitique ; c'est un accident tertiaire, précoce il est vrai, et pouvant se montrer quelques mois après l'infection générale, mais susceptible aussi de se développer beaucoup plus tard, alors que d'autres accidents ont déjà existé. Si cela est admis, et il doit l'être, car l'analyse clinique en démontre tous les jours l'exactitude, on conçoit, dit le Dr Ricord, « que le sarcocèle puisse être la suite d'une syphilis héréditaire, et ne se développe qu'à l'époque de la puberté, au moment où les organes génitaux sont mis en action pour la première fois, où ils sortent de leur somnolence. La cause d'évolution de la maladie manque pendant l'enfance, existe au moment de l'adolescence ; rien n'avait paru pendant que le testicule était sans action : la maladie commence au moment où commence l'exercice de la fonction génératrice. Pour notre part, nous croyons bien qu'une foule de dégénérescences tes-

ticulaires qui sont jusqu'à présent restées sans explication , des atrophies du testicule considérées
comme congénitales, n'ont été que la conséquence
d'un sarcocèle qui aura pu exister pendant les premiers temps de la vie. » Il pense de même pour les
dégénérescences fibreuses, osseuses, etc., que l'on
trouve dans les traités de chirurgie, sans indication
de leurs causes. « Nous sommes en mesure d'affir-
mer, continue M. Ricord, que des orchites chroniques, dont on ne peut souvent se rendre compte, ne
sont fréquemment autre chose que des orchites
syphilitiques déterminées par une affection syphilitique constitutionnelle , héréditaire ; ce qui nous
porte à embrasser cette opinion , c'est que , quoi
qu'on ait fait, dans quelques cas, la tendance à l'a-
trophie est grande, lorsqu'on s'est borné à un traitement spécifique. »

A ce que dit le Dr Ricord, nous pouvons ajouter
ce que nous avons entendu dans les savantes cliniques orales de notre cher maître M. le professeur
Alquié, de Montpellier, d'après lequel l'observation
journalière démontre que le chirurgien ne saurait
trop insister sur un interrogatoire des plus sérieux
et des plus attentifs quand il s'agit d'engorgements
glandulaires de nature obscure et douteuse, afin de
s'assurer de la préexistence d'une diathèse syphilitique héréditaire ou acquise. Je m'explique : à
l'hôtel-Dieu Saint-Éloi de Montpellier, dans le service de M. le professeur Alquié, entra, il y a quatre
ans environ, un malade portant une tumeur du testicule qui ressemblait à un squirrhe. Ce malade,

d'une quarantaine d'années environ, examiné sur ses antécédents, nia avoir eu des chancres et encore moins la vérole; il n'avait eu, disait-il, que quelques chaudes-pisses : néanmoins M. Alquié insista sur son interrogatoire, qu'il dirigea de la manière suivante, après avoir engagé le malade à se bien recueillir. « N'avez-vous pas eu quelques déchirures ou des petits boutons sur la verge ? — *Oui, monsieur, il y a eu*, etc. — Vous avez dû aussi avoir pendant ce temps-là des indurations dans cette région (ganglions inguinaux)? — *Oui, monsieur*, etc. — N'avez-vous point aperçu des petites taches au front ou aux épaules, etc.? — *Oui, monsieur*, etc. — N'avez-vous pas ressenti des douleurs dans les articulations, les os, etc. ?— *Non, monsieur.* » Après cet interrogatoire, et après avoir coordonné les diverses réponses du malade et l'enchaînement des différents symptômes, tant locaux que généraux, M. le professeur Alquié diagnostiqua un testicule vénérien : manifestation des phénomènes tertiaires de la syphilis constitutionnelle, rassura le malade, qui venait se faire opérer d'un cancer testiculaire, *diagnostiqué par un confrère*, et au bout d'un traitement, assez long il est vrai, par l'iodure de potassium et quelques topiques, il sortit de l'hôpital, bien heureux de posséder ses deux testicules en bon état (1).

____

(1) J'ai relaté ici cette circonstance, qui est restée gravée dans ma mémoire, car je crois que le mode d'examen n'est pas quelquefois étranger aux erreurs de diagnostic; et M. le professeur Alquié a insisté longuement sur des pareils faits, dans

Les causes d'évolution du sarcocèle sont celles qui, en dehors de la syphilis, agissent sur le testicule; donc toutes celles qui peuvent mettre la syphilis en jeu deviennent causes du sarcocèle. La plus fréquente et la plus puissante est la cause blennorrhagique; et l'épididymite peut devenir la cause occasionnelle, *le coup de fouet,* pour me servir de l'heureuse expression de M. Ricord, sous l'influence de laquelle le sarcocèle se produit. C'est en pareil cas qu'on trouve une sorte de changement dans l'allure, la marche de la maladie; car, au lieu de commencer par le testicule lui-même, elle envahit d'abord l'épididyme, ce qui prouve de plus que le diagnostic local devra être subordonné au diagnostic de la maladie générale de l'infection syphilitique. Parmi les autres causes, une chute, une contusion, une abstinence prolongée, les excès vénériens, etc., sont autant de causes de l'évolution du sarcocèle. Quelquefois les diathèses tuberculeuses, scrofuleuses, cancéreuses, peuvent faciliter l'évolution du sarcocèle vénérien, et d'autres fois venir très-manifestement le compliquer. Si j'ai insisté sur le développement et l'étiologie du testicule vénérien, qui entrent du reste en première ligne dans le dia-

---

ses leçons cliniques, en nous faisant très-judicieusement remarquer que, si les malades des hôpitaux cachent, soit à dessein, soit par honte ou par ignorance, leurs antécédents syphilitiques, le chirurgien devra redoubler d'attention et agir quelquefois même par ruse, afin d'éviter des méprises aussi préjudiciables pour ses malades que pour sa propre réputation.

gnostic de cette tumeur, c'est parce que, d'accord avec la plupart des chirurgiens français, j'ai la conviction que les erreurs sont le plus souvent dues surtout à la négligence de l'étude de ces phénomènes initiaux.

Diagnostic propre et anatomie pathologique. On désigne aussi sous le nom d'albuginite syphilitique cette tumeur, car ce sont les tissus blancs qui se prennent d'abord. Le sarcocèle n'affecte ordinairement qu'un seul côté ; pourtant il n'est pas très-rare de le voir envahir les deux testicules simultanément ou successivement. Il n'est presque jamais précédé de symptômes prodromiques locaux ; quelquefois néanmoins on rencontre, dans des cas rares, des douleurs lombaires, vives, térébrantes, nocturnes le plus souvent. Les malades accusent alors sur la région des reins une sensation de pression douloureuse ; il leur semble, disent-ils, qu'on leur enfonce un instrument piquant dans les chairs : le plus souvent, les malades ignorent l'invasion précise du mal ; c'est le hasard qui le fait découvrir. Quelques individus éprouvent cependant dans le testicule une douleur sourde, un sentiment de gène, qui appellent leur attention, avant toute manifestation appréciable. Une fois le mal confirmé, souvent le testicule perd peu à peu son exquise sensibilité; plus tard, le poids de la tumeur peut causer des douleurs de traction dans les aines et dans les lombes. Le plus ordinairement, quand la maladie se développe, on trouve sur un point du corps du testicule, car

c'est par le corps de l'organe que commence et sévit
la maladie, un ou plusieurs petits nodules d'induration ; on sent, en explorant l'organe avec soin, ces
points résister à la pression et contraster avec cette
souplesse et cette rénitence qui se conservent dans
les autres parties de l'organe ; ces points s'étendent
de proche en proche, et chez beaucoup de malades
cette induration se fait par zones, par cercles (Ricord), tendant à gagner la masse testiculaire, qui
finit par s'indurer et perdre son élasticité et sa rénitence naturelles : il se coagule. « Il se passe ici, dit
M. Ricord, la même chose que dans l'inflammation
du testicule ; la seule différence, c'est qu'ici la coa-
gulation se fait lentement, chroniquement : tout cet
ensemble de phénomènes apparaît sans aucun élément d'inflammation. Dans les cas de types régu-
liers, l'épididyme reste complétement en dehors de
la scène, et pendant longtemps on le distingue très-
bien du corps du testicule, qui va durcissant, soit
en conservant toujours son volume normal, soit en
s'hypertrophiant» (1). Dans la plupart des cas, le
testicule grossit, double ou triple de volume ; dans
d'autres cas au contraire, il garde son volume normal, ou il peut s'atrophier et quelquefois même
disparaître complétement. Quand la tumeur grossit,
l'organe conserve son aspect pyriforme, à grosse extrémité inférieure, à sommet plus ou moins allongé,
s'étendant dans la direction du cordon testiculaire.
L'hypertrophie de la tumeur se présente avec des

---

(1) *Gazette des hôpitaux*, 1845, p. 503.

inégalités disposées par zones , et qui ne sont pas marronnées et ne se mamelonnent point. «Lorsque la tumeur a acquis un volume trois ou quatre fois plus grand que le volume normal du testicule, dit M. Ricord, si vous l'examinez avec attention, vous ne trouverez plus l'épididyme ; vous ne rencontrerez plus qu'une tumeur uniforme. Pendant longtemps nous avions dû croire, nous aussi, que l'épididyme subissait la même altération que le corps de l'organe lui-même. L'anatomie pathologique nous a appris que l'épididyme était parfaitement sain , mais seulement aplati entre l'organe lui-même. Le testicule étant forcé, par son augmentation de volume, d'emprunter le tissu qui enveloppe l'épididyme, cette partie s'étale en feuillet aplati sur le corps du testicule; non-seulement l'épididyme reste sain , mais aussi le canal déférent. C'est encore là un signe de la plus haute importance pour le diagnostic ; s'il survient une dégénérescence soit de l'épididyme , soit du cordon, on peut être sûr qu'il y a quelque complication. » (*Gazette des hôpitaux,* ibid.)

Ainsi les éléments du cordon restent parfaitement sains, il n'y a aucune douleur soit dans l'organe , soit dans le voisinage, qu'on le comprime ou non, la tumeur est dure et solide. La peau conserve sa coloration, sa température et sa mobilité; seulement, chez quelques malades, les veines sous-cutanées du scrotum sont un peu plus développées. La sécrétion spermatique diminue progressivement , surtout lorsque les deux testicules sont pris. Les érections diminuent et finissent par disparaître complétement. La liqueur séminale perd d'abord ses animalcules, puis ses cristaux micacés, et devient aqueuse. La marche du gonflement est d'une lenteur essentiellement indolente, et, d'après M. Ricord, on peut formuler cette loi générale, à laquelle ne se dérobe aucun cas simple et sans aucune complication : *Jamais le sarcocèle syphilitique ne suppure ; il n'a aucune tendance à la suppuration ; jamais il ne dépasse non plus un certain volume.* Enfin il y a des cas où la dégénérescence cartilagineuse, fibreuse, osseuse même, succède à l'hypertrophie du testicule vénérien, et ces changements peuvent quelquefois s'opérer dans un point seulement limité du testicule, point dont l'étendue peut varier.

Le testicule syphilitique peut être compliqué de toutes les affections du testicule et des bourses, dont la part est généralement facile à établir, ce qui nous dispense d'en parler ici. La tumeur avec laquelle on peut principalement confondre le testicule vénérien, c'est la tumeur squirrheuse (1), et

---

(1) On trouve à chaque pas, dans les auteurs, des méprises de ce genre ; la Clinique chirurgicale de Dupuytren en renferme plusieurs exemples, parmi lesquels je citerai celui-ci. « M. B..., de Nancy, âgé de 34 ans, s'aperçut, il y a plusieurs années, que son testicule droit devenait dur, douloureux ; dans sa jeunesse, il avait eu une affection vénérienne. M. le Dr B..., à qui il s'adressa, crut à un engorgement squirrheux, et adressa son malade à M. le professeur R..., pour être opéré. Le testicule fut enlevé, et bientôt après, M. B..., guéri, retourna dans son pays. Deux ans s'étaient à peine écoulés, que l'autre testicule s'engorgea, devint douloureux. M. le

l'erreur est d'autant plus grave, qu'elle n'est pas commise dans des conjonctures de peu d'importance, où il s'agit de minces résultats, mais alors que l'opérateur a dû rassembler tous les éléments du plus minutieux diagnostic, et se rattacher aux moindres signes qui pouvaient arrêter dans sa main

---

Dr B... fut de nouveau appelé ; il pensa que l'affection cancéreuse s'était reportée sur l'autre organe, et dans un cas aussi grave, il ne crut mieux pouvoir faire qu'en l'adressant au praticien qui l'avait si heureusement débarrassé une première fois. M. le professeur R... partagea l'opinion d'une récidive et proposa l'ablation de l'autre testicule. Marié et tout jeune, notre malade trouva ce sacrifice trop pénible ; il s'adressa d'abord à M. le professeur J. Cloquet, qui ne pensa pas comme son collègue ; puis M. B... vint trouver le Dr Marx, qui, après avoir examiné avec soin le malade, pensa qu'une affection syphilitique ayant existé, l'engorgement pouvait participer de cette nature, et qu'avant tout, un traitement antivénérien devait être employé. Le malade, rassuré, adopta ce parti. Au bout d'un mois de traitement par les pilules de sublimé et des frictions mercurielles sur le testicule, cet organe était revenu à son état normal : plus de tuméfaction, plus de dureté, plus de douleurs ; mais l'engorgement, en se dissipant, avait laissé dans la tunique vaginale une certaine quantité de liquide ; en un mot, une hydrocèle s'était développée. M. le professeur J. Cloquet fut appelé pour constater la guérison de la maladie primitive et pour reconnaître la maladie secondaire. L'hydrocèle fut traitée par injection; l'inflammation qui survint fut modérée, et ce malade, guéri, retourna reprendre son commerce à Nancy. Tout porte à croire qu'en procédant de la même manière et d'après les idées émises par Dupuytren, on aurait pu épargner au malade la perte d'un testicule.» (Dupuytren, *Leçons orales de clinique chirurgicale*, t. IV, p. 250.)

le couteau sacrificateur. Il importe donc d'établir son diagnostic différentiel d'avec le squirrhe principalement ; c'est ce que nous ferons, après avoir établi le diagnostic de ce dernier.

II. CANCERS TESTICULAIRES.—Dans ce paragraphe, nous allons successivement nous occuper du diagnostic propre et différentiel des dégénérescences squirrheuse, encéphaloïde et colloïde des glandes spermatiques.

Diagnostic du squirrhc testiculaire. — La maladie commence généralement sous l'influence des causes encore mal déterminées de la diathèse cancéreuse, par le corps même du testicule, et ne s'étend que plus tard à l'épididyme et au cordon spermatique ; la tumeur augmente peu à peu de volume, en même temps que de légères douleurs s'y font sentir à des époques plus ou moins éloignées. Le testicule présente d'abord une petite dureté qui augmente peu à peu, et paraît bornée à une partie du testicule ; l'organe alors est légèrement irrégulier. Dans cet état, les douleurs sont peu intenses et paraissent être produites par le tiraillement mécanique que fait éprouver au cordon spermatique la tumeur abandonnée à son propre poids. La maladie répond jusqu'ici à sa première période, dont le diagnostic est très-difficile à établir au point de vue pratique ; mais bientôt les duretés augmentent, et l'organe devient très-dur, irrégulier, et plus ou moins bosselé ; en même temps, les douleurs sont plus intenses et s'irradient aux lombes ; ces douleurs, qui partent d'abord de la tumeur, sont lancinantes, vives et passagères, et le malade les compare à des piqûres d'aiguilles; elle deviennent de plus en plus fréquentes et intenses et troublent le sommeil. La tumeur acquiert plus de volume, elle ne se ramollit pas généralement, mais dans quelques points seulement; elle ne devient ni fongueuse ni saignante, l'ulcération a rarement lieu. A ces symptômes locaux, viennent se joindre des troubles fonctionnels, notamment ceux de la digestion et de l'absorption, le malade devient cachectique, et des tumeurs squirrheuses se développent dans les ganglions inguinaux et lombaires. Enfin il peut survenir un œdème du membre inférieur correspondant au testicule malade, et parfois une ascite (Curling).

Cette variété de cancer a une marche assez lente et se généralise beaucoup plus lentement que l'encéphaloïde. Nous ne devons pas insister sur l'anatomie pathologique et l'examen microscopique de cette affection; seulement nous noterons qu'avec la cellule cancéreuse que le microscope y fait généralement découvrir, l'organe se transforme en une masse dure, blanchâtre, ligneuse ou lardacée, lobulée ou mamelonnée, bien différente de l'encéphaloïde.

Diagnostic différentiel. Nous avons déjà dit que la première période du squirrhe testiculaire est très-difficile à différencier d'avec le sarcocèle syphilitique, si le malade surtout ne présente pas des symptômes certains de syphilis constitutionnelle, ou

bien s'il cache ses antécédents vénériens ; or, dans
ces cas, un traitement par l'iodure de potassium ,
de quelques semaines, pourrait éclaircir la question,
et il serait du devoir du chirurgien de l'employer
avant de pratiquer la castration. Ces cas éliminés
ainsi que ceux dans lesquels les deux affections coexis-
teraient, il nous reste à établir les autres signes différentiels qui peuvent distinguer le squirrhe des tumeurs que nous connaissons. Nous les chercherons
1° à l'état général et en dehors de l'organe , 2° à
l'état local et dans l'organe.

1° Les commémoratifs et les symptômes généraux
de syphilis constitutionnelle ainsi que des chancres
qui auraient antérieurement existé, ou des blennorrhagies virulentes, bubons indurés , etc. , serviront
à jeter un grand jour sur la question, et quand la
maladie sera avancée, la teinte de la cachexie cancéreuse confirmera le diagnotic. 2° Si la tumeur est
allongée, pyriforme , sans douleurs lancinantes, et
moins lourde proportionnellement à son volume ,
si la surface est plus égale et non bosselée , et que
le cordon conserve une parfaite intégrité, si la tumeur est plus grosse en bas qu'en haut, ce sera plutôt un testicule vénérien. Mais, quand l'engorgement s'est déplacé ou se déplace d'un organe à l'autre,
et qu'il y a des douleurs nocturnes, on peut rejeter
entièrement l'idée d'une affection squirrheuse, celle-
ci ne se déplaçant ordinairement pas (1) (Roux et
Vidal , de Cassis).

____

(1) Ce déplacement, considéré par Roux et Vidal comme

Les autres tumeurs analogues peuvent être l'hypertrophie simple , l'orchite chronique idiopathique, etc. , dont les diagnostics ont été établis dans
notre première partie. La différence de l'hématocèle et de l'hydrocèle avec le squirrhe est facile à
déduire. La compressibilité, la rénitence de l'organe,
ainsi que la transparence, la fluctuation , etc. , les
différencient aisément. Y a-t-il quelque doute, la
ponction exploratrice le lèverait.

Diagnostic du cancer encéphaloïde. L'encéphaloïde
constitue une tumeur ovale d'abord, lisse et unie,
et plus tard globuleuse et arrondie. Quand la maladie commence, la forme du testicule est généralement conservée; plus tard il s'engorge dans une
partie limitée ou bien l'épididyme gonflé s'unit au
testicule. Les douleurs sont vagues, et quelquefois
on observe un léger épanchement dans la tunique
vaginale. La tumeur s'accroît très-irrégulièrement,
tantôt avec une grande rapidité, tantôt avec une
extrême lenteur; du volume d'un œuf de poule, elle
parvient à celui d'un œuf d'oie, à celui de deux
poings et même plus. Cet accroissement de volume
peut être accéléré par un léger coup, comme aussi

---

un signe pathognomonique, est loin d'avoir toute l'importance que ces savants chirurgiens ont voulu lui assigner.
Les faits de M. le professeur Denonvilliers et de M. Demarquay
(*Gazette des hôpitaux,* 1854) prouvent la possibilité de l'ap-
parition simultanée ou successive de l'*encéphaloïde* de deux
côtés; ces cas étant pourtant assez rares, ce signe uni aux
autres serait d'une grande valeur.

par les mouvements (Curling). Le testicule devient bosselé ; quand il est ramolli , il donne à la main la sensation d'un corps élastique. Les douleurs vagues et pesantes deviennent lancinantes et s'irradient jusqu'aux reins ; elles sont d'abord rares , puis intermittentes, et enfin continues. Le cordon est plus volumineux, et offre des nodosités qui se propagent dans l'abdomen. La peau des bourses , distendue et sillonnée par la dilatation des veines , contracte des adhérences avec les autres membranes et la tumeur, et il s'établit quelquefois une ulcération hideuse, à bords renversés, et d'où s'écoule une sanie ichoreuse et fétide. A cette époque, il est très-rare que des modifications générales ne soient pas survenues, telles que des troubles dans les digestions, l'innervation, etc., et qu'à la cachexie cancéreuse ne se soit jointe la fièvre hectique , qui s'empare des malades, et dans laquelle ils succombent. Des eschares se forment, et lorsqu'elles se détachent, des hémorrhagies surviennent. Enfin il peut arriver quelquefois qu'une inflammation aiguë de la masse encéphaloïde peut rendre le diagnostic très-difficile, en masquant les symptômes de la tumeur cancéreuse.

L'anatomie pathologique nous apprend que la matière encéphaloïde n'est pas toujours distribuée de la même manière. Généralement cette substance est d'un jaune pâle légèrement grisâtre et luisant, et elle est infiltrée d'un suc cancéreux très-abondant ; le microscope y fait ordinairement aussi découvrir la cellule cancéreuse. Quand la tumeur est ancienne, le tissu subit une infiltration granuleuse et graisseuse d'un jaune d'ocre , que M. le professeur Lebert appelle tissu phymatoïde. On rencontre aussi des tissus fibro-plastiques, cartilagineux , qui s'y développent. Les canaux séminifères disparaissent, ou bien, d'après M. Robin (*Arch. gén. de méd.,* mai 1856), il en reste une couche de substance séminifère amincie qui entoure les sarcocèles cancéreux.

Diagnostic différentiel. L'encéphaloïde peut être confondu avec l'hydrocèle vaginale ; la souplesse, la fluctuation, la transparence de la tumeur, sa surface unie, sans bosselures, la présence du testicule en bas et en arrière, l'absence de douleur, etc., peuvent bien différencier l'hydrocèle avec l'encéphaloïde ; mais tout les cas cliniques ne présentent pas cette facilité, et j'ai vu d'excellents chirurgiens souvent embarrassés ; et, en effet, si la tunique vaginale est épaisse ou dégénérée et éraillée dans quelques points, l'hydrocèle pourra être une tumeur bouclée, dure, pesante, opaque, et ressembler au testicule cancéreux ; alors le diagnostic est très-difficile et fort important, car la castration de l'organe en dépend. On n'a point non plus de signe certain pour distinguer les kystes testiculaires de l'encéphaloïde ; mais ici le diagnostic différentiel est moins urgent, car la castration est le traitement que les deux maladies réclament. On peut plus facilement confondre l'hématocèle avec le testicule cancéreux ; si les commémoratifs laissent quelque doute, la ponction exploratrice a une valeur incontestable. Dans l'hématocèle, le sang qui sort de la canule est rutilant; il y a hémorrhagie, vu la vascularité de la tumeur, qui diminue ou disparaît. Dans l'encéphaloïde au contraire, il y a une petite quantité de matière cérébriforme adhérente à la canule, le sang coule à peine et n'est pas suivi d'une diminution dans le volume de la tumeur. Quant aux autres tumeurs, nous les avons différenciées dans notre première partie; nous n'insistons pas ici, pour éviter les répétitions.

Cancer mélanique.— Cette variété de cancer, assez rare dans les autres régions du corps, l'est encore davantage dans la glande testiculaire. L'Anatomie pathologique de M. le professeur Cruveilhier en renferme un exemple (liv. XXX, pl. 4), et Curling dit que Stanley enleva, à l'hôpital Saint-Barthélemy, un *testicule encéphaloïde* et mélanique sur un homme de 38 ans (*Observ. on cancer*, p. 125).

Testicule tuberculeux. — La tuberculisation se montre dans les testicules sous ses formes ordinaires : granulation, infiltration et agglomération, c'est-à-dire par masses; et elle s'observe généralement chez des individus à tempéraments lymphatiques, scrofuleux ou strumeux (engorgements scrofuleux de Dupuytren), et principalement chez les tuberculeux. Elle se manifeste à l'époque de la puberté et pendant les premières années qui la suivent, et rarement dans l'enfance (A. Bérard). A l'exemple de M. le professeur Velpeau (1), nous étudierons, au point de vue chirurgical, ces tumeurs, qui présentent trois états distincts : 1° l'état indolent, 2° l'état inflammatoire, 3° l'état ulcéreux, que nous appellerons première, deuxième et troisième périodes de la maladie locale.

Première période. La maladie débute généralement par l'épididyme et est essentiellement indolore. La tumeur est inégale, noueuse, bosselée, sans changement de couleur à la peau, d'un volume rarement considérable. D'autres fois l'organe entier paraît avoir augmenté de volume en conservant sa forme normale ; tantôt il n'est atteint que sur un de ses points, et alors la tumeur morbide, qu'elle fasse un relief globuleux à la surface de la tunique albuginée, ou qu'elle soit plus profondément située, se distingue à sa dureté, aux rugosités qu'elle présente et à son mode de sensibilité au milieu des tissus souples et homogènes qui l'entourent. Dans d'autres cas, l'épididyme et le canal déférent sont le siége des tubercules, et il arrive souvent que plusieurs bosselures, de dimensions inégales, occupent en même temps toute la longueur ou quelques-uns des points de l'épididyme et du canal déférent. Les tubercules multiples se distinguent du tubercule unique, en ce que, dans le cas de ces tubercules, l'organe saisi entre les doigts n'offre point cette souplesse rénitente qui le caractérise ; en ce qu'on le trouve comme

(1) Velpeau, Dict. en 30 vol. , nouv. édit., t. XXIX, p. 472.

criblé de corps concrets, qui paraissent disséminés dans les différents points de son épaisseur. Pour apprécier ce dernier caractère, il faut faire mouvoir le testicule entre les doigts comme pour le froisser légèrement. Le volume des bosselures et des nodosités varie extrêmement; en général il se rapproche de celui d'une lentille, d'un petit pois ou d'une noisette, et il égale parfois celui d'une noix et même d'un petit œuf. On conçoit dès lors que le volume de l'organe ne peut s'accroître au delà d'un certain degré, sans passer à la période de ramollissement, d'inflammation ou de suppuration.

Dans quelques cas rares, on peut observer aussi le tubercule excentrique de l'épididyme et du canal déférent, observé par M. Gosselin (1), et dont le diagnostic est fort embarrassant. Cette tumeur serait constituée, suivant le chirurgien de l'hôpital Cochin, par un dépôt de matière tuberculeuse, qui occupe spécialement le tissu cellulaire extérieur au canal déférent et à l'épididyme, mais qui se continue avec l'une ou l'autre de ces parties et en provient certainement. Dans les deux cas de tubercules excentriques de M. Gosselin, la matière tuberculeuse était mélangée en proportions variables de matière crétacée et calcaire.

Deuxième période. Par suite d'un travail moléculaire que les tubercules subissent, au bout d'un certain temps ils sont transformés en une sorte d'abcès.

____

(1) Curling, traduct. citée, p. 432.

Cette période s'annonce par la douleur, le gonflement insolite d'une ou de plusieurs des bosselures préexistantes ; bientôt la peau rougit, les tissus sous-jacents s'empâtent, et l'on a dans une ou plusieurs des bosselures tuberculeuses tous les caractères matériels de l'orchite aiguë. Le malade, qui ne s'était plaint que du volume et de la pesanteur de sa tumeur, s'inquiète et annonce qu'il y éprouve une douleur sourde, une chaleur inusitée, et ajoute qu'un point de son testicule s'est notablement gonflé dans l'espace de quelques jours. Le chirurgien constate en effet qu'une des bosselures a pris un développement insolite, que la peau qui la recouvre est plus ou moins rouge et enflammée, et a contracté des adhérences avec les couches sous-jacentes, et que là est le siége d'une véritable douleur, d'un vrai travail inflammatoire sous l'influence duquel il tend à s'établir où s'est établi un abcès.

Troisième période. Que l'on ouvre artificiellement l'abcès ou que l'on attende l'ouverture spontanée, le foyer tuberculeux ramolli n'en donne pas moins lieu à un ulcère qui revêt volontiers les caractères de l'ulcère fistuleux. Il est fréquemment compliqué d'un décollement, d'un amincissement de la peau, qui se roule sur ses bords et qui reste fréquemment livide et comme scorbutique dans le voisinage. La caverne tuberculeuse renferme à l'intérieur une surface comme villeuse, qui appartient à la catégorie des trajets à fausse membrane muqueuse. La tumeur effacée se maintient sous la forme d'une corde qui s'étend de l'ouverture cutanée à l'épididyme ou au testicule ; c'est cette corde qui représente le trajet de l'ulcère fistuleux. Ainsi il peut survenir autant d'ulcères fistuleux qu'il y aura de masses ramollies et suppurées dans le testicule.

Vidal (de Cassis) (1) a cru pouvoir établir, au point de vue de la gravité absolue et relative, la loi suivante : ordinairement la tuberculisation *maligne* est *unilatérale,* c'est-à-dire que les individus sont alors atteints de tubercules dans le parenchyme pulmonaire ; l'autre, qu'il appelle *bénigne,* est *souvent* et non toujours *bilatérale.* Dans son excellente thèse, le Dr Dufour (2) a soutenu la proposition contraire. En effet il a établi que la tuberculisation d'un testicule est assez rare et que le plus souvent elle coïncide avec la tuberculisation de plusieurs autres parties de l'appareil génito-urinaire, notamment de la prostate et des vésicules séminales. Cette proposition a été plusieurs fois vérifiée sur le cadavre et sur le vivant par M. le Dr Gosselin (3). M. le professeur Nélaton, dans ses leçons cliniques de l'année dernière, nous a fait remarquer, à propos de deux malades de son service, l'inexactitude de la loi que Vidal (de Cassis) a voulu un peu trop mathématiquement poser. Quant à moi, je crois, avec M. le professeur Alquié et l'École de Montpellier, que le plus souvent les testicules tuberculeux sont

---

(1) *Pathologie externe*, 4ᵉ édit., t. V, p. 213.

(2) Thèses de Paris, 1854.

(3) Curling, *loc. cit.*, p. 376-377 ; note du traducteur.

liés à la diathèse tuberculeuse et scrofuleuse, et que rarement et dans quelques cas seulement la maladie semble être tout à fait locale. J'emprunte le diagnostic différentiel de ces tumeurs au remarquable ouvrage de l'illustre chirurgien de Montpellier, le professeur Delpech (1). « On distingue l'engorgement tuberculeux du testicule avec assez de facilité dans la plupart des cas ; les bosselures, la forme inégale, empêchent tout d'abord de le confondre avec l'hypertrophie. Le squirrhe, qui offre parfois des rides ou de légères bosselures, ne présente point les saillies globuleuses ni la mollesse des nodosités tuberculeuses ; les élancements dont il est souvent le siége ne se voient point dans les tumeurs tuberculeuses, et il n'est susceptible ni de s'abcéder ni d'amener des ulcères fistuleux comparables à ce qui se voit dans la maladie qui nous occupe actuellement. Les tumeurs encéphaloïdes, qui, en général, n'occasionnent pas beaucoup plus de douleur que le testicule tuberculeux, acquièrent facilement un volume beaucoup plus considérable ; les bosselures larges, plus molles, qui ne s'enflamment et ne s'abcèdent point de la même manière. Il n'y aurait donc que l'orchite chronique, avec laquelle il serait possible de confondre certains engorgements tuberculeux. Mais, de deux choses l'une : l'orchite chronique n'a modifié les tissus qu'en les hypertrophiant, en les indurant sur quelques points, et alors la méprise est à peu près impossible ; ou bien l'inflam-

---

(1) Delpech, *Maladies réputées chirurgicales,* t. III, p. 635.

mation lente a fait naître dans le parenchyme testiculaire des petites tumeurs qui pourraient bien
n'être, en définitive, autre chose que des véritables
tubercules. A tous ces signes, nous pouvons ajouter
la déformation particulière subie par le canal déférent, qui ressemble à un chapelet dans le testicule
tuberculeux. En définitive, plus l'examen embras-
sera l'ensemble de tous les symptômes tant locaux
que généraux, leur filiation et leur évolution, mieux
on parviendra à établir un diagnostic précis et exact.

Nous allons résumer dans le tableau ci-joint les
principaux signes diagnostiques des tumeurs chroniques que nous venons d'étudier.

Fongus. — Nous n'avons pas à nous occuper du
fongus qui siége sur le scrotum ou sur la tunique
vaginale, appelé aussi par les auteurs *fongus héma-
tode ;* il ne serait autre chose qu'une végétation exu-
bérante, fongueuse et gorgée de sang, qui saigne
soit par une légère déchirure, soit d'une manière
spontanée. Nous dirons seulement deux mots d'une
sorte de végétation, qui s'élèverait au travers d'une
perforation de la tunique albuginée et constituerait
une tumeur bénigne, nommée *fongus parenchymateux,* étudiée particulièrement par M. Jarjavay (1).
Selon cet habile anatomiste, la continuité de la substance du fongus avec celle de la glande ne peut

----

(1) *Mémoire sur les fongus du testicule,* par le Dʳ Jarjavay,
professeur agrégé (*Moniteur des hôpitaux,* 8 janvier 1853 et
suivants).

point être mise en doute. Leur volume est variable
depuis celui d'une noisette ou d'une noix jusqu'à
celui d'un œuf ; quand le développement est si considérable, la glande semble disparaître peu à peu,
au profit du parasite. La tumeur est sphérique ou
quelquefois ovoïde. Ce fongus bénin serait presque
toujours unique, d'après M. Jarjavay ; il a à peu
près la forme d'une mûre, et les granulations sont
plus ou moins saillantes. Ce fongus se formerait à la
suite d'une inflammation du parenchyme testiculaire. Les faits de ce genre sont assez rares, et
M. Deville a publié dans le même *Moniteur* un travail où il s'efforce de prouver que cette seconde
variété, admise par M. Jarjavay, n'existe pas, et,
sous ce rapport, Vidal (de Cassis) s'est rangé du
côté de M. Deville. Les faits sur lesquels cette seconde variété de fongus parenchymateux est établie
ne me paraissent ni suffisamment démontrés ni assez
nombreux pour constituer définitivement cette seconde variété.

TUMEURS MIXTES.

Sous ce nom ou celui de tumeurs composées, je
dois donner plutôt une explication qu'une description ou un diagnostic positif, car c'est une étude
très-intéressante à faire au point de vue clinique et
qui fournirait à elle seule la matière d'une dissertation complète. Je remarquerai seulement, dans ce
paragraphe, que l'anatomie pathologique a démontré dans le testicule le siége de diverses altérations

unies et combinées entre elles. Ainsi nous apprenons, par les pièces figurées dans l'Anatomie pathologique du professeur Cruveilhier, qu'il existe dans le cancer encéphaloïde une variété *alvéolaire* formée par de petits kystes, dont les uns ont contenu des corps non adhérents, comme de petites perles de la plus belle eau, les autres de la sérosité, quelques-uns une matière dense, d'aspect cartilagineux, d'autres enfin une matière purulente. Le Dr Ricord a enlevé plusieurs testicules qui avaient été d'abord syphilitiques, et qui, bien que guéris, avaient reparu, quelque temps après, avec la dégénérescence cancéreuse, et la transformation du testicule en tissu osseux succédant au tissu cartilagineux (1), etc. etc. Enfin M. Gosselin décrit des tumeurs tuberculeuses avec dépôts calcaires excentriques de l'épididyme et du canal déférent (2), etc. Quand une tumeur se compose ainsi de productions morbides différentes, sa forme, son volume, sa consistance, la marche et les symptômes de la maladie, sont également très-différents, suivant la lésion qui prédomine et qui masque la véritable nature du mal. Or, dans de pareils cas, le chirurgien est plus embarrassé que jamais, et se voit dans l'impossibilité de se prononcer sur la nature de la tumeur soumise à son observation; il est donc forcé alors de faire de la chirurgie expectante, tout en étudiant bien le cas embarras-

---

(1) *Gazette des hôpitaux,* novembre 1845, et Thèses de Paris, 1853, n° 31.

(2) Curling, ouvr. cité, p. 433; note du traducteur.

sant, afin de ne pas s'exposer à enlever prématuré-
ment un organe qui pouvait être conservé, et à
compromettre ainsi l'honneur de l'art, par l'accroissement du chiffre déjà fort respectable de nos re-
vers !

Deux mots sur l'opération de la castration.

L'ablation du testicule par le procédé ordinaire,
qu'on pratique généralement, comprend trois temps :
1° l'incision de la peau, 2° la dissection de la tumeur,
et 3° la section du cordon.

1er *temps.* Le malade couché sur le dos, le
chirurgien se place du côté droit et pratique une incision longitudinale, qui commence à 1 centimètre
au-dessus de l'anneau inguinal et qui se termine à la
partie la plus déclive de la tumeur, en suivant sa
face antérieure et sa partie moyenne. Si la tumeur
est volumineuse, comme dans le cancer et les kystes,
on enlève une portion elliptique de la peau, ayant
soin de commencer l'extrémité supérieure de l'ellipse
au-dessous du pli situé entre la racine de la verge et
le scrotum. Cette précaution est nécessaire pour ne
pas retrancher une partie de la peau de la verge qui
est très-rétractile, et alors on ne pourrait affronter
la partie supérieure des lèvres de la plaie.

2e *temps.* Cette incision terminée, et les vaisseaux liés à mesure, si le tissu cellulaire du scrotum
est libre, il suffit d'attirer les bords de la plaie en
arrière, pour faire sortir en avant le testicule tout

TESTICULE VÉNÉRIEN.

1º La diathèse syphilitique quelquefois héréditaire, le plus souvent acquise.

2º Généralement à l'âge de la puberté.

3º On peut ordinairement remonter à la cause première, le *chancre infectant*.

4º L'engorgement débute par le corps du testicule, et il s'y arrête ; l'épididyme, le canal déférent et la prostate, ne sont pas envahis.

5º Il débute ordinairement sans douleurs, et, quand il y en a, elles sont sourdes et nocturnes (par la chaleur du lit). A mesure que la maladie marche, la tumeur devient d'une insensibilité caractéristique.

6º La forme est d'abord irrégulièrement indurée ; les irrégularités disparaissent à mesure que la maladie fait des progrès ; la tumeur devient très-dure et piroïde ; les deux testicules peuvent être simultanément ou successivement pris.

7º Douleurs nocturnes d'abord, insensibilité extrême ensuite.

8º L'engorgement ne gagne pas les parties voisines, il ne suppure jamais ; mais il peut disparaître, ou bien subir une transformation fibreuse, osseuse, cartilagineuse, etc.

9º Le traitement par l'iodure de potassium arrête la marche ou la fait disparaître.

Tableau synoptique des signes différentiels.

TESTICULE TUBERCULEUX.	TESTICULE CANCÉREUX.	TESTICULE VÉNÉRIEN.
1° *États généraux*. Tempéraments lymphatiques, scrofuleux et tuberculeux. Hérédité.	Les tempéraments n'ont aucune influence, l'hérédité au contraire en a le plus souvent.	La diathèse syphilitique quelquefois héréditaire, le plus souvent acquise.
2° *Ages*. De 20 à 25 ans.	Rarement avant l'âge de 30 ans.	Généralement à l'âge de la puberté.
3° *Causes*. Coups sur l'organe, chutes, blennorrhagies, etc.	Coups, chutes, inflammation, etc.	On peut ordinairement remonter à la cause première, le *chancre infectant*.
4° *Siége*. Le plus souvent, l'engorgement débute par l'épididyme; le testicule, le canal déférent (qui a la forme d'un chapelet), sont envahis successivement; des tubercules coexistent dans les poumons, la prostate, etc. ; rarement l'affection est localisée au testicule seulement.	Débute par le corps de l'organe en général, et se propage le long du cordon ; quand la maladie est plus avancée, celui-ci est envahi, et il y a des engorgements inguinaux et lombaires.	L'engorgement débute par le corps du testicule, et il s'y arrête ; l'épididyme, le canal déférent et la prostate, ne sont pas envahis.
5° *Débuts*. Indolent d'abord, il passe à l'état aigu, devient douloureux et volumineux.	A mesure qu'il s'éloigne du début, l'engorgement, qui est indolent d'abord, devient le siége de douleurs lancinantes qui vont en augmentant.	Il débute ordinairement sans douleurs, et, quand il y en a, elles sont sourdes et nocturnes (par la chaleur du lit). A mesure que la maladie marche, la tumeur devient d'une insensibilité caractéristique.
6° *Forme*. Tumeurs inégales, qui augmentent insensiblement et finissent par se ramollir ; les deux testicules peuvent être pris.	D'abord régulière, la tumeur devient bosselée et finit par se ramollir ; elle affecte ordinairement un testicule.	La forme est d'abord irrégulièrement indurée ; les irrégularités disparaissent à mesure que la maladie fait des progrès ; la tumeur devient très-dure et piroïde ; les deux testicules peuvent être simultanément ou successivement pris.
7° *Douleurs*. Douleurs intenses à la première et à la seconde période.	Indolent d'abord, il est le siége de douleurs lancinantes caractéristiques.	Douleurs nocturnes d'abord, insensibilité extrême ensuite.
8° *Terminaisons, suites*, etc. Il suppure presque toujours ; des trajets fistuleux s'établissent.	S'ulcère généralement, et devient le point de départ de végétations suppurantes, des eschares au scrotum, etc.	L'engorgement ne gagne pas les parties voisines, il ne suppure jamais ; mais il peut disparaître, ou bien subir une transformation fibreuse, osseuse, cartilagineuse, etc.
9° *Traitement*. Les antiscrofuleux peuvent modifier la marche, mais le plus souvent il suppure ; l'ablation alors est le seul traitement.	Il nécessite l'ablation, mais il repullule dans les tissus qui servent de base à la cicatrice.	Le traitement par l'iodure de potassium arrête la marche ou la fait disparaître.

entier par énucléation ; mais, si la peau est adhérente au testicule, l'énucléation est difficile, quelquefois même impossible. Il faut alors procéder à la dissection de la tumeur par le bistouri, ayant soin de ne pas intéresser la peau du scrotum ; on tiendra le tranchant du bistouri tourné vers la tunique albuginée, on disséquera pour ainsi dire cette membrane : on évitera ainsi à coup sûr de couper la peau. De plus, on aura l'avantage de laisser la peau doublée de son tissu cellulaire, du dartos, et du tissu cellulaire qui tapisse le dartos; la peau, recevant une assez grande quantité de sang des vaisseaux qui rampent dans ce tissu cellulaire, ne se mortifiera point. On isole enfin complétement la tumeur et le cordon.

3ᵉ *temps*. Le chirurgien charge alors un aide de soutenir la tumeur, pour que le cordon ne soit point tendu. On saisit le cordon au niveau de l'anneau avec une forte pince, pour s'opposer à la rétraction dans le canal inguinal. Cette rétraction est nulle le plus souvent, mais quelquefois elle peut être considérable ; dans ce cas, on pourrait ne pas pouvoir lier les artérioles, qui amèneraient une hémorrhagie. Cela fait, on coupe le cordon au-dessous de la pince, soit avec le bistouri, soit avec des ciseaux. On lie aussitôt toutes les artérioles que contient le cordon, on relâche la pression de la pince pour favoriser le jet du sang, puis on rassemble toutes les ligatures dans un linge et on le place dans l'angle supérieur de la plaie.

La ligature en masse du cordon est longue à tomber et retarde d'autant la cicatrisation de la plaie ; elle est entièrement rejetée aujourd'hui.

On absterge bien la plaie avec une éponge fine trempée dans de l'eau tiède, on laisse suinter la lymphe plastique, et on réunit les lèvres de la plaie avec des serres-fines courbes ; et ici les serres-fines sont le meilleur moyens de réunion : la peau de cette région étant fine et mince, les lèvres de la plaie seraient difficiles à affronter par les bandelettes agglutinatives. On procède au pansement en appliquant des compresses d'eau fraîche sur la peau ; on les renouvelle de quart d'heure en quart d'heure, et on en obtient, au bout de quelques jours, la réunion immédiate.

TABLE DES MATIÈRES.

www.ingramcontent.com/pod-product-compliance
Ingram Content Group UK Ltd.
Pitfield, Milton Keynes, MK11 3LW, UK
UKHW022343130726
13694UKWH00006B/1178